EL
PODER
DE NUESTRA
CICATRIZACIÓN

EL PODER DE NUESTRA CICATRIZACIÓN

RAÚL LLANOS, M.D.

Para pedidos de copias adicionales de este libro, por favor contacte con:
Palibrio
1663 Liberty Drive
Suite 200
Bloomington, IN 47403
Llamadas desde los EE.UU. 877.407.5847
Llamadas internacionales +1.812.671.9757
Fax: +1.812.355.1576
ventas@palibrio.com
399000

.

BIOGRAFÍA

Siempre he querido ser más.
Mientras vivo y amo esta oportunidad de vida
me siento completo y suficiente.

Nací en Surata, Colombia, en las montañas andinas de Sudamérica, en el año 1944. Los sentimientos, al igual que mi entendimiento acerca de la familia en la cual decidí nacer, me proporcionaron las posibilidades necesarias para que en esta vida pudiera crecer y siempre ser algo mejor.

Aunque toda la educación y experiencias en las que he participado en mi vida podrían ser consideradas como no ideales, me proveyeron los medios esenciales para llegar a ser lo que soy.

Fui expuesto al suficiente cariño, amor y entendimiento como para que pudiera tomar la responsabilidad de mis profundas necesidades y crecer espiritualmente. A pesar de todos los altibajos de mi vida, incluyendo mis difíciles y traumáticas experiencias durante el viaje por esta vivencia humana, cada vez más me doy cuenta de que no había otra forma para mí de poder alcanzar lo que soy. Hacia todas esas experiencias siento profundos sentimientos de gratitud. En otras palabras, mis experiencias pasadas me suministraron el fondo (*background*) que necesitaba para actualizar mis sueños de autocrecimiento.

Cuando empecé a darme cuenta de lo que necesitaba para despertar en lo que quería ser a través de la realización de mis sueños, siempre tuve la creencia de que había algo mejor. Mis tempranas necesidades de cicatrización y de autocrecimiento, combinadas con las futuras experiencias de autocicatrización en mi vida, me ayudaron a entender cada vez más que no solo estaba buscando bienestar físico, sino, principalmente, que quería satisfacer mis necesidades primordiales de autoseguridad, privilegiando la realización de mis más preciosas ambiciones positivas.

Al igual que para cualquier otro ser, mi infancia, mi adolescencia y mi temprana edad como adulto siempre me ofrecieron experiencias, incluyendo las contradicciones necesarias hacia una autorrealización que nunca se termina, pero que cada día se hace más fácil, interesante y satisfactoria. Como ejemplo, durante mi juventud y adolescencia, en cierta forma, encontré el soporte de amigos, pero al mismo tiempo encontré la dualidad de otros no muy amigables que, en lugar de proveerme de ese soporte, me ofrecieron experiencias amenazantes, no amigables, que incrementaban mi vergüenza.

A lo largo de mi vida siempre he querido reflexionar, encontrar lugares para hallar mi solitud, y dentro de mí siempre existió la profunda necesidad de mejorar el entendimiento y apreciación de mis experiencias. Encontré mis deportes, lo hice exitosamente, y ese éxito y triunfo que esperaba fueron bien retribuidos. Siempre quería hacer los goles y, como consecuencia, donde jugaba fútbol o mi deporte favorito, siempre era quien más goles hacía.

A propósito de mi amor por los deportes, con ignorancia pero con mi buena intención y creyendo que mis experiencias serían las más apropiadas para mis hijos, los introduje al fútbol o *soccer* —como se dice en los Estados Unidos—, que por ese entonces estaba en sus inicios. Estas experiencias con mis hijos muchas veces no fueron las más satisfactorias. Recuerden que yo creía que esas experiencias eran lo mejor para ellos, mi inocencia desconocía lo que mis hijos profundamente consideraban lo mejor para sí mismos. Más allá de los resultados, la verdad es que a esas experiencias cada día les encuentro un mayor significado beneficioso.

Siempre he buscado un mejor conocimiento, independientemente del campo en donde haya decidido experimentar. En este caso, decidí ayudar a mis hijos y a sus amigos con una mejor experiencia durante sus actividades con el fútbol. Busqué más conocimiento y pude obtener la licencia de entrenador de más crédito para ese entonces, que fue la otorgada como «A» por la Federación de Fútbol de Estados Unidos.

La Facultad de Medicina, en la Universidad del Valle, en Cali, con sus enseñanzas me ayudó a navegar una experiencia cada día más integral y holística de la medicina, experiencia que, en lo profundo de mi mente, siempre estuve listo para recibir y compartir. Estoy orgulloso de decir que fui uno de los mejores estudiantes de la Facultad de Medicina y uno de los mejores jugadores de fútbol en los diferentes equipos donde jugué, incluyendo lo que llamamos ahora «college», durante mis tiempos universitarios y durante mi estadía en la Facultad de Medicina. En un momento de mi vida me ofrecieron la oportunidad de seguir la carrera profesional de fútbol, después de jugar en uno de los torneos nacionales y cuando estaba jugando con el equipo de la Universidad del Valle en Cali, Colombia. Con gratitud decidí la experiencia de mi vida en forma diferente y continué mis estudios de medicina.

Antes de viajar a los Estados Unidos me casé y, fruto de ese matrimonio, tengo la suerte de estar acompañado por tres varones, con quienes, junto con mi esposa, continuamente nos proveemos de las experiencias necesarias para poder hacer de la familia aquel nido de cariño, de amor y de un mundo mejor que siempre deseé.

Llegué a los Estados Unidos para continuar mi especialización en medicina y lo hice en parte en el Lutheran Medical Center (Centro Médico Luterano), en un hospital asociado con el Case Western Research, y mi especialización en obstetricia y ginecología la hice en uno de los hospitales más tradicionales y famosos de los Estados Unidos: el Hospital de la Caridad, de Nueva Orleans, Luisiana, con mucha fortuna en la división de la Universidad Tulane. Mis deseos por algo más integral fueron adormecidos por lo quirúrgico, racional y material de la cultura médica, que en ese momento en la sociedad, en la comunidad y en el ambiente médico existían. Puedo decir que mis sueños románticos, mi atracción hacia lo profundo y etéreo, fueron expuestos a la complejidad de una sociedad y unas políticas médicas, primordialmente dirigidas al cuerpo físico, que libremente acepté con mucha curiosidad, gratitud y responsabilidad. Esa realidad me ofreció la oportunidad para un mejor entendimiento de lo complejo que somos.

No digo que fue correcto o incorrecto, yo diría que fue apropiado para aprender y tener más herramientas para seguir aprendiendo. Al igual que otras experiencias en mi pasado, la oportunidad que tuve durante mi entrenamiento en los Estados Unidos trae hacia mí grandes sentimientos de agradecimiento, que me ayudaron a darme cuenta de los infinitos roles que podemos jugar durante nuestras vidas.

La vida me suministra y me ha suministrado multitud de experiencias, incluyendo las que he tenido como paciente. Algunas de ellas han sido difíciles, pero cada día más apreciadas. Puedo decir que mi coraje, mi voluntad, mi disciplina, mi esperanza y algo mucho más dentro de mi ser, me ayudaron a beneficiarme en mayor medida de esas experiencias.

Independientemente de las diferentes formas de entrenamiento y práctica de mi medicina —incluyendo mi práctica privada, por más de cuarenta años, prácticas en otras clínicas de medicina general, de urgencia en diferentes niveles socioeconómicos tales como el Ninth Ward en Nueva Orleans—, mi curiosidad por explorar niveles más integrales y espirituales de cicatrización me ha ayudado a ir más allá de mi oficio como obstetra y ginecólogo. En Colombia, en diferentes lugares —incluyendo el año de práctica que hice en una de las zonas rurales del país, y que era requerido por el gobierno antes de obtener la licencia para practicar medicina—, fui expuesto a otras formas de cicatrización que dependían del nivel idiosincrásico de la población. Mi naturaleza siempre ha sido la de encontrar sistemas alternativos y más fáciles de cicatrización. Una vez que estuve bien establecido en el campo de la obstetricia y la ginecología, empecé a expandir, y con mucho éxito, mi entrenamiento y práctica a otros campos de la medicina, incluyendo lo que hoy se llama medicina integral, profundicé en la hipnoterapia médica y, recientemente, en lo que se llama medicina regenerativa y retardo del envejecimiento (*antiaging*).

He sido afortunado y he podido tener las más altas calificaciones y, en el momento presente, soy certificado por las siguientes entidades:

—Diplomado del American Board Obstetrics and Gynecology (Consejo Americano de Obstetricia y Ginecología)

—Miembro del American College of Obstetrics and Gynecology (Colegio Americano de Obstetricia y Ginecología)

—Diplomado de la American Board of Medical Hypnosis (Junta Americana de Hipnosis Médica)

—Diplomado de la American Board of Urgent Care Medicine (Junta Americana de Medicina de Atención de Urgencia)

—Fundador Diplomado de la American Board of Holistic Medicine (Junta Americana de Medicina Holística)

—Diplomado de la American Academy of Pain Management (Academia Americana para el Tratamiento del Dolor)

—Diplomado de la American Board of Antiaging and Regenerative Medicine (Consejo Americano de Antienvejecimiento y Medicina Regenerativa)

También he sido certificado por el Dr. Deepak Chopra como Instructor de meditación de sonido primordial y creación de la salud.

Siempre he querido compartir mi conocimiento y lo he hecho en la radio, la televisión, los periódicos, las revistas y en artículos, la mayoría de ellos en español. Continúo siendo parte del personal de Clínica de Tulane en el departamento de Obstetricia y Ginecología, como profesor clínico asistente. Hoy continúo en el mismo sendero de encontrar más fáciles y más eficaces formas de cicatrizar.

La ciencia y el arte de cicatrizar son muy complejos, tanto como lo somos los seres humanos. Mi esperanza es que eventualmente podamos entender más en el nivel de la experiencia que la salud es una elección de nuestra conciencia. Sueño con el tiempo en que podamos sentir esa mejor elección de conciencia y podamos darnos cuenta de que, aunque esa elección sea suficiente para ese momento, siempre vamos a estar impregnados de satisfacción, de gozo y con la probabilidad de que exista una mejor elección.

A través de mi travesía en mi experiencia humana, he estado en diferentes lugares y en diferentes tiempos, pero dentro del profundo núcleo de mi ser siempre ha existido la necesidad de una mejor relación conmigo mismo, con mi realidad, al igual que con mi alma, mi espíritu, mi poder superior y mi divinidad. Mi travesía a través de mi eternidad y de mi infinidad me sigue dando oportunidades para autocicatrizar y, por consiguiente, poder hacer más fácil y mejor el poder compartir ese bienestar que automáticamente es inherente a nuestro proceso de autocicatrización.

RECOMENDACIÓN

La información contenida en este libro solo tiene el propósito de educar y no debe usarse como sustituto de un consejo, de un diagnóstico o de un tratamiento profesional médico. Siempre busque el consejo de un médico o de un profesional calificado cuando tenga preguntas referentes a su condición médica.

PREFACIO

Después de muchos años de experiencia en el campo de la medicina, he decidido recopilar las conclusiones más profundas de lo que significa evolucionar dentro del cambio hacia el bienestar que todos deseamos. He recibido mi propia experiencia de vida de mis seres queridos, de quienes aprendí más directamente y, más allá del oficio o de la profesión, de personas y pacientes que me han dado la oportunidad de captar campos más profundos dentro de ese proceso evolutivo hacia un mejor bienestar.

He experimentado el conocimiento y las prácticas de diferentes culturas, desde las más simples hasta las más sofisticadas, y dentro de ellas he podido integrar la igualdad y la diferencia de las personas, al igual que lo único que la sociedad, la humanidad y la espiritualidad representa para cada una de ellas. Dentro de esas diferencias e igualdades, he podido también recibir las enseñanzas más profundas, pero semejantes en posibilidades a las que existen en cada uno de nosotros.

Cuando me refiero a las experiencias personales, debo hacer hincapié en la gratitud que recibo, pero al mismo tiempo que busco al compartir esas relaciones, especialmente aquellas que están más cercanas a mi propio ser; específicamente, aquellas que comparto más íntimamente y de las cuales también he recibido brillantes descubrimientos de cómo evolucionar hacia un mejor bienestar.

Aunque parezca elevado, sublime, místico o misterioso, el contenido de estas enseñanzas forma parte de la evolución de nuestra existencia, que es infinita, que va más allá del tiempo y espacio que siempre está a disposición, para regalarnos más cómodos, elegantes y gozosos momentos evolutivos de bienestar.

Gracias a todos aquellos que han ayudado a reflejar esas enseñanzas en mí, pero muy especialmente a mis seres queridos, quienes con mucha bondad, desde el momento de mi concepción, han influido en la cocreación de mi ser. A ellos, mucho aprecio por ayudarme a compartir con ustedes este regalo de conocimiento que, aunque es humano, es también divino.

Permítanme compartir mi entendimiento de lo que
es el poder de nuestra cicatrización.

I

LUGARES O NIVELES DONDE CICATRIZAMOS: EL PODER DE LA ENFERMEDAD Y DE LA SALUD

Nuestras realidades son únicas y, por consiguiente,
diferentes; cada uno de nosotros crea
su propia realidad.

A continuación, voy a describir los que podrían ser los niveles o lugares donde encontrar el significado y la realización de nuevos estados de conciencia, los cuales conllevan una mejor salud.

1. **Material:** Dentro de los componentes de la materia podemos incluir el agua, las proteínas, los carbohidratos, las grasas, los minerales, los aminoácidos, los suplementos, las vitaminas, los nutrientes en general y los productos farmacológicos, para no mencionar más. En un significado más profundo, estos componentes son una representación de lo etéreo, del agua, de la tierra, del aire, del fuego. Cada uno de estos cinco elementos son representaciones de las vibraciones de lo que llamamos «luz». A nivel quántico podemos referirlos como los «fotones». Recordemos además que las metáforas de lo que estos elementos representan también son otra forma de mirar este componente material. Por ejemplo, la solidez de la tierra,

la transformación asociada al fuego, el movimiento del aire, la capacidad para disolver del agua y todas las posibilidades en lo etéreo.

2. **Funcional:** Paralelamente a lo material, existe la representación intrínseca del papel que representa esa materia. Esta puede ser concreta, dependiendo de nuestro actual conocimiento, pero también dinámica y abierta a nuevos descubrimientos. La representación metafórica, la cual nos da un significado muy único, es también importante en la funcionalidad de lo material. Por ejemplo, el significado de nuestro corazón como órgano fisiológico o el significado metafórico del corazón pueden ser dos maneras de funcionalidad que podemos actualizar, dependiendo de la necesidad de encontrar un órgano diferente y más saludable. Esta nueva funcionalidad va a depender de lo que estamos deseando dentro del bienestar que buscamos. Todo en la vida tiene una funcionalidad que va más allá de la fisiología y que siempre precede a lo material.

3. **Energético:** Detrás de la materia y detrás de la función existe la energía. Dentro de este campo es muy importante recalcar lo que energéticamente representan los átomos, las partículas subatómicas y el primordial campo electromagnético en general. También debemos considerar la energía que está representada en lo que llamamos «vida», en la alegría, el entusiasmo y otras muchas posibilidades energéticas, tanto positivas como negativas, que le dan un significado más profundo al mismo componente energético o de vibraciones, pero también a su continua expresión en lo que consideramos lo material. Aun detrás de lo más sólido, horrible o amoroso, siempre existe el campo energético que continuamente está a nuestra disposición. La energía es incondicional, nosotros le damos la calidad y las condiciones a esa energía, dependiendo de nuestras necesidades. No hay energía negativa y no hay energía positiva, solamente energía. El adjetivo se lo damos nosotros.

4. **Esencia:** Más profundo que la materia, la función y la energía existe un campo misterioso y común. Es un campo que se describe como el campo potencial, donde todas las posibilidades existen incluyendo la no posibilidad; donde la luz y la nada se confunden en un continuo descubrimiento. Es un campo donde existe una inteligencia sublime y donde la esencia de esa inteligencia está representada en el amor de la creación. A este campo nosotros también tenemos acceso. Recordemos que creamos nuestra propia realidad y, aunque siempre hay algo más grande que nosotros, somos parte de esa esencia que anhela y conquista niveles superiores. Lo misterioso, lo milagroso y lo mágico siempre forman parte de este nivel de cicatrización.

5. **Conciencia:** A nuestro nivel de humanos, el ser consciente es una realidad inherente a nuestro ser, pero también necesitamos hacer conciencia de esa conciencia, de lo que somos y podemos ser. A través de nuestro estado de conciencia nos podemos dar cuenta tanto de los niveles superficiales, como de los profundos, los cuales nos ayudan a conceptualizar nuestra existencia y nuestra cicatrización. En otras palabras, al cambiar nuestros estados de conciencia, automáticamente cambiamos nuestra manera de percibir y concebir y, por consiguiente, la actualización de nuestra cicatrización. Nuestro estado de ser y de bienestar se pueden mejorar automáticamente a través de nuevos estados de conciencia. Estos nos revelan lo que consideramos es nuestra realidad.

6. **Superconciencia:** La esencia arriba descrita siempre forma parte de cualquier nivel de cicatrización, pero descriptivamente es la superconciencia la que en última instancia está a cargo de la cicatrización. Hay algo que va más allá de nuestra conciencia, de lo que podemos llegar a ser conscientes y en donde más posibilidades existen, incluyendo las posibilidades que van más allá de la imaginación. Cada vez que recibimos un nuevo estado de conciencia, podemos reconocer posibilidades mucho más extensas e interminables durante nuestro proceso de cicatrización. Más allá de nuestra conciencia está la superconciencia, donde existen niveles mágicos de los cuales

todavía no somos conscientes. A este nivel también todos nosotros tenemos derecho. Lo importante es reconocer que no lo podemos controlar, pero sí llegar a percibir.

7. **Totalidad**: Detrás de todo lo arriba descrito, detrás de todo lo que es imaginable en este momento y de todo lo que aun podemos concebir como totalidad, existe algo más sagrado, libre y divino, a lo que todos pertenecemos y de lo que podemos ser parte en mayor medida, dependiendo de nuestra voluntad, nuestra decisión y de nuestra humildad, al celebrar y hacer más gratas las experiencias de nuestra vida. Podemos ser parte de esta totalidad que nunca se termina si abrimos nuestra mente, corazón y conciencia a nuevos estados de cicatrización. El conocimiento es eterno, es parte de las tradiciones que han podido permear a través de los tiempos y que perduran dentro de los niveles arriba mencionados. El completar y el integrar son parte de la gracia que recibimos como seres humanos. El sentido de integración dentro de la totalidad no solo es anhelado, sino necesario para conseguir una mejor salud. Aun si la totalidad es infinita, dentro de cualquier experiencia tenemos la posibilidad de encontrar la integridad necesaria para nuestra cicatrización. La incondicionalidad y la indestructibilidad son intrínsecas en este nivel de la totalidad.

Este nivel de cicatrización, que nunca se termina, contiene todas las posibilidades y todas las probabilidades, es eterno, existe antes de la existencia, empieza antes del empezar, es total antes de la totalidad y va más allá del terminar que nunca se termina. Por consiguiente, forma parte de todas las posibilidades que existen dentro de nosotros para cicatrizar.

A propósito, todos estos niveles son solamente descripciones actuales de lo que comprendemos con el fin de poder entablar nuestra conversación. Estos niveles no tienen límites entre sí, todos forman parte de la totalidad de la que somos parte y que busca continuamente un nivel más confortable, más integral, más completo y más total, al que todos tenemos derecho.

La descripción es solamente semántica, pero necesaria para nuestro conocimiento; y, definitivamente, nos va a ayudar a entender más nuestras posibilidades, nuestro poder personal y, por consiguiente, nuestro poder de cicatrización.

Dentro de cualquier momento de nuestra existencia, donde buscamos más salud, vamos a darnos cuenta de que la calidad de las etapas para alcanzarla está representada en la calidad de ese estado de salud, y la calidad de ese estado de salud contiene la calidad de las etapas. El proverbio divino también nos recuerda que la sabiduría y la representación de la totalidad se encuentran «tanto arriba como abajo». Somos un holograma donde las partes contienen el poder de la totalidad.

La realidad es compleja, pero también es simple; es así como lo etéreo se permea e intrínsecamente se relaciona con el aire, el agua, el fuego y la tierra, elementos arriba mencionados. Los libros sagrados, místicos y/o metafísicos nos ayudan a dilucidar, para quienes estén interesados, a entender esa complejidad. Los elementos que forman parte de nuestra realidad tienen representación en los órganos de nuestro cuerpo, al igual que en cualquier parte de nuestra existencia. A través de la historia, los puntos cardinales, los arcángeles, el concepto de espíritu y alma, aunque han tenido diferente significado siempre se han interrelacionado; en otras palabras, nuestra realidad siempre ha sido igual pero diferente, nuestras vidas son únicas y pueden estar cada día más impregnadas por lo místico, lo misterioso, lo mágico y lo majestuoso. Esto no es mencionado para confundirnos, sino, por el contrario, para que entendamos que dentro de la totalidad existen infinitas maneras y conceptos de cómo entender nuestra realidad y, por consiguiente, de cómo cicatrizar.

Significado de cicatrizar

Nuestro propósito de vida, por más superficial o profundo que lo podamos diseñar, tiene que ver con la capacidad para satisfacer el deseo intrínseco de un mayor bienestar. Este bienestar es muy específico para cada persona, al igual que cualquier parte de todas las probabilidades de cicatrización que esa persona utiliza. Nuestro bienestar es tan personal, tan único y diferente como el significado que le podemos dar a lo diferente que son nuestras huellas digitales, nuestro código genético o nuestro sistema inmunológico, para solo mencionar algunos. Aun así, dentro de esta posibilidad muy especial y única de bienestar, podemos encapsular cualidades de lo que representa ese bienestar, incluyendo hacer más vivas y conscientes la paz, la serenidad, el entusiasmo, el optimismo, la ternura, el cariño, la libertad, la fuerza, el poder, la bondad, la belleza, la verdad, el éxtasis, el buen sentido del humor, la risa, la felicidad, entre otros. Digo «encapsular» porque nuestra tendencia es a singularizar o simplificar, solo necesitamos de una palabra o símbolo que nos ayuda a hacer más profundo el nuevo significado del bienestar que deseamos. Si queremos una palabra para describir ese bienestar que encierre un mayor denominador común de este, podemos utilizar la palabra *amor*. Este amor debe estar representado no solo en la finalidad que buscamos, sino también en cada uno de los siete niveles de cicatrización. Por consiguiente, el significado de *amor* debe contener lo más extenso y exquisito que nuestro conocimiento, en ese momento, puede concebir.

Cada uno de los siete niveles de cicatrización arriba mencionados, donde podemos encontrar la cicatrización o un estado de mejor bienestar, tienen representación en el significado de bienestar en la totalidad, y dentro de la totalidad todos los componentes de ese bienestar están representados. Es una trampa-22 (es la entrada, pero también la salida). En otras palabras, podemos buscar y alcanzar ese bienestar en el entendimiento de la totalidad, pero también, entre otros, en una comida, en una hierba, un mineral, un encuentro con la naturaleza, una mano que acaricie, un nivel de resonancia electromagnética superior, un pensamiento, un sentimiento, un nivel más alto de conciencia, una nueva intuición, una nueva revelación, el significado de un nuevo descubrimiento, o en un encuentro con la divinidad o con lo sagrado.

Nosotros somos el común denominador en la variedad de formas de cómo utilizar y expandir la totalidad y cada uno de los niveles de cicatrización. Nuestra tendencia como humanos es disecar nuestro conocimiento, pero también integrarlo. Debemos hacer uso de esa gracia o don que se nos ha proporcionado. Hacerlo solo con simplicidad, sin la complejidad y la integración, conlleva hacer más difícil la cicatrización. Recordemos también que la integración se hace en un instante y no en la complejidad del tiempo.

QUIÉN CICATRIZA

Si entendemos mejor los niveles o lugares de cicatrización y el significado de cicatrizar, podemos entender mejor quién es el dueño de la vivencia de nuestra cicatrización.

Cuando me refiero a nosotros, estoy incluyendo la relación con quien está leyendo estas palabras, a mi persona, a otros más y al resto de la realidad. Dentro de nosotros no existe solo este momento de intimidad con todo lo que es único y diferente, sino también con la capacidad de realizar o darnos cuenta de lo que este momento significa, incluyendo la posibilidad de encuentro con un mayor bienestar. No solo somos nosotros los que experimentamos ese momento, sino también los que le damos significado y los que podemos cambiarlo.

Cuando nos damos cuenta del poder de la vivencia de nuestra cicatrización, experimentamos una satisfacción y un agradecimiento que va más allá de aquello de lo que creemos que somos, a un campo que es más extenso, libre, único y sagrado. En la vivencia de la cicatrización experimentamos el gozo y nuevas posibilidades. Nosotros cicatrizamos cuando integramos la vivencia. En ese momento, nos damos cuenta del poder de nuestra decisión, nuestro regalo de libertad para poder decidir, y sentimos la sensación de lo divino.

Nosotros somos los que cicatrizamos, pero también somos la cicatrización y el proceso de cicatrizar. La realización de nuestro poder de cicatrización nos lleva a estar más en contacto con la infinidad y divinidad de lo que Dios y la Diosa representan. Independientemente del nombre que le demos a esa divinidad, nos damos cuenta de que esa infinidad y divinidad son también parte de nosotros.

Somos los cocreadores; somos los que creamos y los que destruimos, somos el cambio permanente, pero no lo hacemos solos: la inteligencia divina siempre está de nuestra parte. Somos el común denominador que también forma parte de lo que significamos como nuestra inteligencia divina. En otras palabras, nosotros mismos creamos los más grandes estados de terror, pero también los más mágicos de amor. En resumen, somos nosotros los que vivimos y evolucionamos dentro de los diferentes estados de salud y enfermedad. Somos los que cicatrizamos.

Podemos hacer un cielo del infierno y del infierno un cielo. Tenemos poder para crear la enfermedad o la salud, pero también siempre podemos aprender de nuestros éxitos y de nuestros fracasos. La más alta forma de autoevaluarnos no está basada en nuestro pasado, sino en lo que en el presente representamos, pero primordialmente en lo que vamos a llegar a representar en el futuro.

Las técnicas de cicatrizar nos pertenecen a todos

Dentro de las limitaciones que en este momento tenemos y dentro de las cuales nos hemos incluido y aceptado, incluyendo el consenso de la realidad, existe la posibilidad de un pasado, de un presente y de un futuro. Para reflexionar en un nivel más profundo, tomemos conciencia de que el consenso o concepto de la realidad también está dentro de nosotros.

Estos estados del tiempo, pasado, presente y futuro, son solo una cuantificación de nuestras prioridades, decisiones y estados de cambio. Nuestro propósito es hacer del pasado un cuento, vivir el presente y actualizar el futuro. Nuestro propósito también es escribir en nuestra conciencia un legado o leyenda de amor que siempre, y automáticamente, conlleva nuevas formas de cicatrización.

Para encontrar un mejor estado de bienestar en este momento y lugar de nuestra realidad, necesitamos tomar conciencia de lo que ese estado de bienestar representa para nosotros, pero también de lo que ha representado en el pasado y de lo que puede representar en el futuro. En el proceso de cicatrización la representación del pasado solo es necesaria hasta el momento en el cual podemos sentir que ya no tiene poder sobre nosotros, y dentro del cual hemos encontrado los regalos y tesoros que en un principio nos propusimos alcanzar, cuando aun inconscientemente creamos ese pasado. Podemos cicatrizar dejando el pasado, trayendo el futuro a este momento, y viviendo plenamente este instante.

A menos que tomemos conciencia de lo que este momento representa, podemos estar en un laberinto sin salida. Es la humildad, la posibilidad de ver la realidad como la primera vez, simultáneamente como si fuera la última experiencia, pero teniendo el conocimiento intrínseco de que va a haber más, lo que nos rescata de este laberinto. Este rescate nos da la oportunidad de visualizar un nivel mejor de salud y de bienestar.

Cuando nos ponemos unas gafas rojas, vemos rojo; si las gafas rojas ya son parte de nuestro ser, nuestra realidad seguirá siendo roja. Por más que exijamos garantía para poder ver azul, o para poder ver la realidad en un color diferente, esa garantía no se consigue a menos que tengamos la humildad para decidir cambiar las gafas. Solo cuando cambiamos las gafas la garantía se nos revela, pero somos nosotros los que debemos pasar el puente hacia una creencia diferente, cambiar las gafas con la satisfacción, con la seguridad y la fe de que vamos a encontrar el bienestar. Es una puerta con la misma entrada y la misma salida, a menos que la intención de un mejor bienestar y la fe en alcanzarlo sean parte de las herramientas que utilizamos en el cambio. Hay etapas para llegar a ese bienestar, pero al final de cuentas, la calidad de las etapas forma parte de la calidad del bienestar que anhelamos.

La enfermedad llega a ser una telaraña, y la única solución es salirnos de ella. Recordemos que nosotros fuimos los que creamos la telaraña (la diseñamos o la permitimos). Es también la humildad la que nos ayuda a reconocer que lo hicimos, y que hay representaciones más altas de salud y de conciencia que nos pueden ayudar con nuestra cicatrización. En ese momento, reconocer nuestra capacidad y talento para recibir y entregarse a un nuevo nivel más alto de salud es lo que nos rescata.

Por el hecho de estar en la enfermedad no tenemos que seguir en ella. No importa lo bueno, lo malo, lo incómodo, lo bello; para encontrar algo mejor necesitamos la satisfacción de unas nuevas gafas, de unos diferentes audífonos u otras maneras de experimentar y de medir nuestra realidad, con el fin de poder vivir nuevas percepciones y concepciones. En otras palabras, debemos despojarnos del pasado. En un día tenemos más de setenta mil pensamientos que también encierran hábitos y sentimientos en la manera de pensar y, desafortunadamente, la mayoría de ellos los repetimos al día siguiente. En síntesis, tenemos la tendencia a repetir nuestra enfermedad o nuestro estado de salud. Repetimos el mismo cuento, nos alimentamos del mismo pasado. Tenemos que escribir nuestra realidad en forma diferente. Me he tomado tiempo en describir la necesidad de dejar a un lado, de mirar de nuevo, de perdonar; todo significa lo mismo. Este perdonar puede conllevar sentimientos encontrados e incómodos, pero son necesarios para encontrar una mejor salud. Soltar, entregar, dejar a un lado con el fin de encontrar lo nuevo y saludable es normal, está más de acuerdo con la realidad humana. Debo repetir que ese perdonar, dejar a un lado para recibir algo más cómodo, es necesario dentro del proceso de cicatrización. Dejar a un lado, aunque necesario, no es completo; es indispensable que en ese momento nuestra atención y nuestra intención hacia ese algo más positivo que anhelamos sea el punto de nuestra vivencia más actualizada dentro de nuestro proceso de evolución y, por consiguiente, de cicatrización.

Las técnicas para perdonar están incluidas en cualquier libro sagrado, pero forman parte de lo más profundo de lo que representamos, es una cualidad, y aunque la vemos como una necesidad, esta realidad intrínseca forma parte del fortuito cambiar de nuestra existencia. Siempre cambiamos, el cambio es la constante verdad. Tenemos la capacidad para empezar, para llevar a cabo nuestras acciones y para terminarlas. El cambio es para siempre. Nuestra inteligencia se refleja en la capacidad para aceptar el cambio, pero también en nuestra capacidad para hacer más consciente el perdón y, por consiguiente, el cambio.

Básicamente, debemos tomar conciencia de nuestro problema, aceptarlo, ver que es parte de lo que somos, dejarlo a un lado; debemos oír, palpar, gustar, sentir, oler, visualizar, gustar el cambio, y algo mejor: debemos celebrar y premiarnos por él.

Lo místico y no místico de la cicatrización

Aunque los suplementos, las vitaminas, la medicina alopática, la cirugía, la técnica tradicional o la técnica alternativa nos pueden ayudar a cicatrizar, también lo intangible como la actitud, la creencia o un nuevo estado de conciencia, nos pueden proporcionar los medios necesarios para ese cambio de bienestar. Podríamos agregar que lo intangible siempre está ligado de forma inherente a la técnica y es lo que en un nivel más profundo proporciona el cambio. Lo intangible forma parte de la magia exquisita de la que nosotros somos parte.

Independientemente de cómo podemos encontrar ese nuevo estado de bienestar o salud, es importante que recordemos que lo místico, lo mágico y lo divino no están dentro de la simplicidad o complejidad de la técnica, sino dentro de la simplicidad y complejidad del que cicatriza.

Cicatrizar es un derecho natural que, aunque creemos que nos lo damos, existe y podemos recibirlo en toda ocasión; en otras palabras, podemos cocrear cicatrización en cualquier momento. En esos momentos de cicatrización vamos a encontrar algo distinto y vamos a vivir niveles mucho más altos de satisfacción, elegancia y bienestar. La gratitud y la satisfacción que la técnica encierra, al igual que la gratitud y satisfacción que se proporciona a quien recibe la cicatrización, son partes inherentes de este nuevo estado de bienestar. Cicatrizar siempre es autocicatrización, y son simplemente los «peros» y las «condiciones», en general, lo que no nos deja llegar a conseguir algo más saludable, confortable y con más elegancia. Para recalcar, quizás debo mencionar que las razones para cicatrizar son múltiples y entrelazadas, pero derivadas del común denominador inherente a todo proceso de cicatrización, donde el deseo y permiso profundo para cicatrizar o ayudar a cicatrizar es primordial.

La libertad, aun de los más imposibles «peros» y «condiciones», no se encuentra fuera del alcance de nosotros. Somos nosotros los que autocicatrizamos. Tenemos dentro de nosotros, a nuestra disposición, todo el contenido, contexto y forma, necesarios para cicatrizar, incluyendo lo que pueden representar para cada uno de nosotros los niveles y lugares de cicatrización arriba mencionados.

Poseemos toda la ayuda, todo el asesoramiento necesario para tomar nuestras propias decisiones hacia un mejor bienestar. Tenemos resistencias, retos que hemos decidido explorar, pero al mismo tiempo tenemos también tesoros escondidos dentro de esas mismas resistencias y retos que nos hemos comprometido a encontrar y disfrutar. Jugamos a la escondida, escondemos los huevos antes del día de la Pascua para tener el placer de reencontrarlos.

Dentro de nuestro peregrinaje por ese sendero infinito de todo lo posible que encierra el significado de nuestra existencia, vamos a encontrar el poder, la libertad, la magia y la cicatrización hacia nuevos niveles de mayor bienestar. Veamos ahora ejemplos de algunos pacientes, que nos van a ayudar a dilucidar de forma más fácil nuestra cicatrización.

II

QUIÉNES SON LOS PACIENTES: DIFERENTES PACIENTES, DIFERENTES NECESIDADES

Todos nosotros tenemos necesidades diferentes
en salud, y nuestro camino hacia esa mejor
salud es único y siempre posible.

Aunque cada uno es su propio paciente y producto de su propia cicatrización, he decidido traer a cuento algunos casos de pacientes con quienes he estado en contacto durante el estudio y la práctica de la medicina, y que nos pueden ayudar a encontrar más sentido a lo que estoy tratando de compartir con ustedes.

Cada uno de estos pacientes puede ayudarnos a reinterpretar y, por consiguiente, a mejorar nuestro sentido de autocicatrización.

CREENCIA Y ACTITUD (CÁNCER)

Hace muchos años presté mis servicios a una señora de mediana edad que me visitó para un chequeo ginecológico. Después de la correspondiente evaluación, encontré que tenía una «masa» o «tumor pélvico». La señora se sometió a la cirugía en la cual le practiqué una histerectomía, con remoción de los ovarios y las trompas, del omentum y muestras de los ganglios linfáticos. El diagnóstico patológico confirmó que la señora tenía un estado IV de adenocarcinoma del ovario. Mi obligación era remitirla para radio y quimioterapia, pero la señora no aceptó.

Después de varios meses de insistencia, y solo por complacerme, fue a recibir una dosis de quimioterapia, la cual no terminó por los efectos secundarios, y nunca más volvió a recibirla.

Posiblemente no estaba satisfecha con mis recomendaciones e insistencia sobre nuevos tratamientos y, por consiguiente, no volvió sino hasta después de un año de la cirugía y por otra razón diferente. Ella siempre me aseguró que iba a estar bien y que no había necesidad de algún otro tratamiento.

Mi compromiso con la manera estándar de practicar medicina y la incapacidad para aumentar sus expectativas y confianza, me llevaron a persistir con la forma tradicional de tratamiento, y, por consiguiente, a una segunda cirugía para mirar cómo estaba la enfermedad dentro de su cavidad pélvica y abdominal. Aunque ella me repetía que todo estaba bien y no necesitaba nada más, de nuevo me dijo que me complacería y que le podía hacer la segunda cirugía para comprobar que ella estaba correctamente.

La cirugía se hizo y ella me comprobó que ya se había curado.

El poder de la creencia y la actitud positiva son indispensables, no solo para cicatrizar nuestro cuerpo, nuestra mente y nuestras emociones, sino también para expandir la cicatrización de nuestra alma, nuestro espíritu y crear mejores realidades.

Las nuevas formas de creer, la expansión de nuestras actitudes, al igual que cualquier otra creencia y actitud, continua y automáticamente alteran nuestra conciencia y, por consiguiente, estos cambios se reflejan en nuestras células, moléculas, átomos, energía, fisiología y cuerpos en general. Hablo de cuerpos porque esquemáticamente podemos hablar de un cuerpo físico, uno mental, uno emocional y uno espiritual.

Este caso también me recuerda al de un familiar que fue operado por un carcinoma de estómago, que durante la cirugía fue catalogado como estado IV, y que tuvo el mismo resultado de completa cicatrización con solo remover un pedazo de su estómago. A propósito, a la paciente nunca se le comunicó la extensión de la malignidad.

Quizás para resumir, y como punto de reflexión, debemos entender que todas las creencias y todas las actitudes que podemos y las que no podemos imaginar en este momento, están siempre a nuestra disposición. Siempre las podemos cambiar y, al cambiarlas, evolucionamos en conciencia y salud. Es natural para nosotros encontrar siempre creencias y actitudes más livianas y más fáciles de actualizar. El proceso natural es siempre hacia un futuro, que aunque puede estar dentro de lo desconocido, siempre va a ser más brillante.

EL PODER DE LA DECISIÓN (CONDILOMAS, VERRUGAS)

Una paciente vino a consultarme porque tenía lesiones en su vulva y vagina, y también estaba embarazada. Eran múltiples las verrugas o condilomas que esta paciente presentaba en sus genitales. El problema principal era que ella estaba a punto de tener su parto, por lo tanto, el cuadro clínico indicaba que había necesidad de una cesárea.

Aunque la cesárea es una cirugía relativamente fácil y, en algunos casos, indispensable, para ella eso significaba algo completamente diferente, incluyendo sus creencias acerca del procedimiento y un nuevo peso económico durante su embarazo. Para ese tiempo, se disponía del rayo láser que aunque posiblemente no iba a dar la solución completa, al menos iba a disminuir estas lesiones.

Ella decidió no hacerse nada, pero tenía confianza en que iba a estar mejor. Definitivamente, estas carnosidades desaparecieron como por arte de magia, y ella tuvo su parto natural.

Casos como estos y muchos otros abundan en la práctica médica, y estas curaciones espontáneas pasan desapercibidas, o al menos no les damos la importancia necesaria para poder entender más en profundidad los procesos corporales que se producen durante la autocicatrización.

Los factores que se involucran en estas autocicatrizaciones pueden ser tan infinitos como las infinitas maneras con que podemos percibir el fenómeno de la autocicatrización. El amor por sí mismo, el amor por un ser querido, al igual que otras razones, incluyendo el poder que tenemos de decidir, para curarnos son tan relevantes como el de la creencia y la actitud. Nosotros somos seres complejos, no solo somos conscientes de nuestras decisiones, sino también a niveles más profundos estamos tomándolas continuamente. Me refiero a las decisiones más complejas que a nivel subconsciente, inconsciente y superconsciente decidimos, y que constantemente influyen también en nuestra salud. Afortunadamente, para cicatrizar no necesitamos conocer todos los detalles. Siempre podemos tomar más conciencia de esos niveles más profundos y, por consiguiente, tomar decisiones con un poder más consciente. La decisión de la paciente de estar mejor o de curarse espontáneamente creó los medios dentro de su cuerpo para que sus deseos se hicieran realidad.

Cuando era pequeño pude presenciar cicatrizaciones similares. Recuerdo que mi abuelo materno curaba el ganado de los gusanos con oraciones. Amigos o conocidos, con el uso metafórico de monedas o granos de maíz, se despojaban de las verrugas después de llevar a cabo un rito en el cual tiraban hacia atrás, sin voltear a mirar, las monedas o los granos que representaban la enfermedad. Escuché de casos en donde el espíritu de un ser superior venía y hacía la cirugía necesaria para su curación.

Concepción, percepción, imaginación (Migraña, cesárea con hipnoanestesia, parto natural)

Aunque son muchos los casos que puedo describir en la forma de tratar el dolor, y sin quitarle ningún mérito a las drogas, la herboterapia, la acupuntura y a cualquier otra forma que quieran ustedes reconocer, voy a traer a discusión los siguientes dos casos:

Una paciente de unos treinta y tres años con una historia de migrañas y con un estudio neurológico negativo, había sido sometida a muchas formas de diferentes tratamientos y estudios sin resultados suficientemente satisfactorios para ella.

Utilizando una técnica de hipnoterapia, la señora pudo llegar a un estado de trance suficiente como para poder separarse de la migraña. Logró colocar la migraña fuera de sí, la pudo moldear, cambiar, en fin, pudo controlarla. Cada migraña tiene una representación y significado diferente, al igual que lo diferente y único de cada uno de los aspectos de nuestra existencia. Nosotros somos uno, pero también somos múltiples, y es importante para nosotros separarnos de esa parte de la multiplicidad que nos molesta con el fin de actualizarla o cicatrizarla. Se nos va a hacer difícil cicatrizar a menos que seamos conscientes, a menos que estemos a cargo y en dominio. En este caso, a menos que concibamos ese dolor de cabeza separado de lo saludable, de lo que queremos experimentar.

Durante la terapia, ella pudo colocarse y quitarse la migraña; metafóricamente hablando, pudo ponerse el sombrero que «apretaba» y «maltrataba», y quitárselo con el fin de aliviar su migraña. En estas formas de tratamiento, las metáforas y formas imaginativas diferentes de percibir y concebir la realidad, son indispensables durante la terapia.

Fue fascinante cómo en la visita posterior ella me describía que podía ver cuando la migraña se le acercaba, y cómo ella no solo la podía detener, sino que la podía colocar en un lugar fuera de su alcance.

Como segundo ejemplo, recuerdo a una señora que estaba embarazada y que iba a necesitar una cesárea. Ella había tenido un primer trabajo de parto traumático que terminó en cesárea, y no quería repetir la experiencia de tener el parto vaginal.

Tenía la impresión de que la señora era un buen sujeto para la hipnoterapia, y ella accedió a que podía tener su bebé con hipnoterapia en lugar de otra forma de anestesia.

Después de varias semanas de entrenamiento, incluyendo simulaciones de lo que iba a ser el momento de la repetición de la cesárea, y en forma electiva teniendo el equipo de anestesia listo en caso de que lo necesitara, la señora exitosamente tuvo su bebé solo con su propia autoanestesia, autoadministrada durante su trance hipnótico.

Al igual que esta señora, tenemos la capacidad de imaginar y tenemos la posibilidad de que esa imaginación se haga más vívida y, por consiguiente, más real si reenfocamos nuestra atención. Podría decir que nuestra realidad es simplemente el producto de la actualización de nuestra imaginación, siempre y cuando la nueva imagen sea vívidamente imaginada.

Cualquier proceso imaginativo conduce a múltiples cambios, incluso los farmacológicos. En nuestro cuerpo tenemos una farmacia a nuestra disposición, incluyendo autodosificación de nuestros propios analgésicos, nuestros opios, en la forma más precisa y sin ningún efecto secundario.

Continuamente estamos movilizando nuestra farmacia a niveles profundos, pero también podemos conscientemente movilizarla a través de procesos imaginativos más consciente. En el caso de la señora con la migraña, ella fue capaz de imaginarse sin el dolor. En el caso de la señora de la cesárea, también pudo imaginarse exitosa y confortablemente teniendo a su bebé con su propia autoanestesia.

Durante la cesárea se pudo observar que su sangrado fue mínimo. Estos cambios vegetativos, que se pueden inducir a través de un trance, se pueden utilizar para mejorar la autoestima cuando el paciente lo requiera. No voy a describir técnicas con detalle, pero sí quiero dar a entender que los múltiples beneficios asociados a la cicatrización siempre pueden ser extendidos a otras formas de cicatrización que la paciente necesita.

De nuevo, déjenme recalcar que cuando me refiero a la imaginación, no solo me refiero a la idea o imagen, sino a la vivencia de esa imagen. Entre más hagamos real esa idea, más estamos cocreando la realidad y esta realidad la podemos hacer cada día más libre y saludable.

Recuerdo en este momento cómo muchas de mis pacientes tuvieron un parto natural, aunque algunas veces se les realizó la episiotomía, pero en todos esos casos el control de las etapas del trabajo de parto y la anestesia, cuando fue necesaria, se la proporcionaron ellas mismas. Con mi ayuda, las pacientes pudieron cambiar creencias a través de un proceso de recondicionamiento profundo que durante el trance recibieron de lo que naturalmente el embarazo y el parto significan, al contrario de lo que es la creencia natural de que el parto significa dolor...

Confianza, humildad (Vida en útero, vidas pasadas)

Los dos ejemplos que siguen a continuación, también tienen que ver con la capacidad de revivir sus experiencias pasadas que, aunque ciertas o no, forman parte de su propia realidad.

En el primero, las quejas eran básicamente de ansiedad, pero en el fondo reflejaba mucha inseguridad e incapacidad para aceptarse y ser aceptada. En trance, y después de haber regresado a varios momentos de su niñez, ella pudo darse cuenta de lo sucedido en el útero, cuando su madre tenía momentos difíciles y consideró la posibilidad de abortarla. Durante la terapia, ella permitió y aceptó con el entendimiento del adulto, la posibilidad de comprender los motivos que la madre tuvo para considerar el aborto. También, durante la misma terapia y con la capacidad de entendimiento más madura, ella pudo en forma más consciente dejar a un lado ese pasado y perdonar el comportamiento de su madre; al igual que pudo entender mejor el profundo complejo emocional que ella, en ese momento y como ser en formación, estaba experimentando. Siempre existe la posibilidad de aceptar y perdonar la inocencia de nuestros procesos de ser o de conciencia de nuestro pasado.

En esta forma de terapia regresiva, como en otras formas de cicatrización, he observado que instintivamente siempre tenemos la necesidad de explorar niveles más profundos. Continuamente nos estamos peguntando quiénes somos, de dónde venimos, para dónde vamos, cuál es nuestro propósito y por qué estamos viviendo este momento.

Aunque en el útero nuestros sentidos todavía son inmaduros y las palabras no tienen significado, la relación de unión con nuestra madre, que va más allá de los sentidos y del significado de las palabras, es fundamental y primordial en la formación de nuestro ser. Recordemos que en el útero, aunque somos únicos, nos identificamos y sentimos como nuestra madre, especialmente cuando menos complejos somos en el proceso de nuestra formación y crecimiento. El poder hacer una reinterpretación y actualización de esos momentos del pasado en el útero, a la luz del conocimiento del adulto, puede ser siempre liberador y cicatrizante.

Cuando hacemos terapia regresiva, hacemos una reinterpretación de las memorias y estos cambios instantáneamente se reflejan en las memorias celulares de nuestro cuerpo. Por el hecho de que sean reinterpretadas, no dejan de influir en nuestra salud a menos que la actualización sea aceptada por el paciente.

La cicatrización es un proceso complejo que envuelve creencia, actitud, decisiones, confianza, humildad, esperanza y más, por algo mejor. En este caso, la confianza en el terapeuta y su confianza en que iba a estar mejor fueron componentes indispensables durante la terapia para su cicatrización.

En el segundo paciente, la regresión se hizo a vidas pasadas. Él tenía problemas de ansiedad, inseguridad, pero también con dermatitis que recurría y que era incómodo. Durante su regresión pudo recordar momentos traumáticos: cuando era pequeño, en una de sus vidas pasadas, estuvo expuesto a sustancias tóxicas que le inflamaron su piel. Estas memorias fueron reactualizadas, y aunque por un tiempo todavía fueron parte de su conciencia, posteriormente dejaron de tener peso y desaparecieron paralelamente con el mejoramiento de su dermatitis. Durante su terapia fue importante, con su permiso, revivir emocionalmente esos momentos traumáticos y ayudarle a reentender que el momento presente no solo era diferente, sino que también podría ser más confortable. La aceptación de lo sugerido fue parte de la confianza en el terapeuta, pero primordialmente fue su humildad la que le ayudó a dejar a un lado los lazos del pasado y ver el presente momento como algo nuevo, y como si fuera la primera vez. Al igual que todo proceso de cicatrización, las razones de éxito son múltiples. Nosotros nos podemos imaginar solamente en parte la psicodinámica del paciente no solamente antes, sino también durante y después de la regresión.

No estoy tratando de probar la existencia de vidas pasadas, solo quiero señalar que nuestro contenido del pasado real o ilusorio continuamente está influyendo en nuestra salud. Somos lo que creemos, pero por el hecho de que muchas de nuestras creencias están en un lugar más profundo de lo que aceptamos como consciente, no dejan de ser reales para nosotros.

De nuevo vamos a hablar de la confianza en el terapeuta, al igual que la confianza del paciente en su mejoría. Cualquier terapeuta puede llegar a ser el más aconsejable para esa persona, siempre y cuando su intuición y su empatía ayuden a cocrear con el paciente un estado de más alta resonancia durante el proceso de cicatrización. Es necesario en la terapia ayudar al paciente a reencontrar niveles de mayor autoconfianza. La resonancia durante el proceso de cicatrización se hace más apropiada tanto con la ayuda del terapeuta como con la ayuda del paciente. Se debe crear un nivel más positivo de resonancia para ayudar a manifestar la confianza y la humildad necesarias durante la cicatrización. El terapeuta y el paciente deben estar sincronizados en esa meta que vívidamente imagina el resultado final de salud.

Recordemos que la cicatrización es siempre autocicatrización. Durante el proceso de autocicatrización, nuestra humildad o, en otras palabras, nuestra facultad para concebir una nueva realidad es indispensable. Hasta que no dejemos a un lado y soltemos nuestro condicionamiento, no podremos ver una realidad nueva y diferente. Cuando vemos esta realidad como si fuera la primera vez, percibimos la magia y la frescura que encierra nuestra humildad, y en ese momento cicatrizamos. Pero no solo la magia y la frescura, sino también el esplendor, la libertad y lo sagrado, y muchos otros atributos, llegan a ser parte de ese nuevo estado de conciencia y, por consiguiente, de mejor salud. Nosotros somos el común denominador, somos y seguiremos siendo los cocreadores de nuestra cicatrización.

Amor, transición (Muerte)

Ella tenía alrededor de los cincuenta años, sufría de una malignidad ginecológica y había recibido los tratamientos indicados. Siempre me había hablado de la necesidad de vivir para poderle ayudar a sus hijos. Un día vino a mi oficina para expresarme que no quería más tratamiento, que quería agradecerme la ayuda que le había proporcionado y que ya era tiempo, para ella, de morir.

Reflejaba mucha tranquilidad y paz y, por consiguiente, estaba muy desprendida del compromiso que tuvo con su familia. Al preguntarle acerca de qué iba a pasar con su familia, especialmente con sus hijos, ella me respondió que era el momento, para ella, de estar más consigo misma; pero, al mismo tiempo, entendía que ellos no solo iban a estar mejor, sino también que ellos tenían la misma capacidad que ella para cuidar de sí mismos.

Desafortunadamente, el significado de «muerte», para la medicina, es sinónimo de «fracaso». Estudiamos la enfermedad y somos expertos en tratarla. Se nos ha olvidado reconocer y estudiar la necesidad de la calidad de vida y, por consiguiente, olvidamos estudiar la necesidad de la calidad de nuestra muerte. Al igual que el nacimiento, nuestra muerte es uno de los momentos de mayor impacto durante nuestra existencia en este mundo. Ayudar a una transición con mayor calidad hacia nuevos estados, debe ser parte del arte de lo que la medicina debe representar. Quizás, para reflexionar debemos recordar que toda experiencia tiene un principio, un estado de mantenimiento y un estado de destrucción.

El cambio es la verdad constante de nuestra existencia. Todos tenemos diferentes respuestas al cambio, y la muerte es un estado de cambio. En el momento del cambio, no hay garantía, con excepción de la que nosotros nos podemos dar a sí mismos. En el transcurso de nuestra vida tenemos oportunidades para reencontrar el poder de garantizarnos lo que anhelamos. Los innumerables momentos de cicatrización que encontramos durante nuestra existencia, nos ayudan a reencontrar ese poder que necesitamos para la transición hacia nuestra muerte. En ese momento, vamos a estar más en contacto con nuestra capacidad para transcender hacia estados más altos de conciencia. «Cambio» siempre significa empezar de nuevo para encontrar algo mejor. Si somos justos con nosotros mismos, podemos reconocer que el cambio evolutivo siempre produce un mejor estado de ser o de salud.

A menos que experimentemos el amor presente por nosotros mismos, al igual que el amor de lo que pudimos ser, pero además el amor que nos espera y al cual también tenemos derecho, la transición se va a hacer más difícil. A propósito, aunque el amor es universal, es también muy único y personal, pero recordemos que en el amor respetamos, hacemos honor, damos crédito, valor, con gracia, con ternura, con humildad y damos abundancia, libertad y felicidad.

Cuando nos desprendemos del significado de nuestro condicionamiento, podemos encontrar la paz, tranquilidad, aceptación, entusiasmo, gratitud en nosotros mismos y, por consiguiente, podemos permitirnos una mejor realidad. En ese momento, las posibilidades para ser diferente y mejor se hacen más extensas.

La vida es un continuo cambiar, es eterna, y el amor es el ingrediente que siempre lleva a un mejor estado. Vivimos en este cuerpo, en nuestra realidad de tiempo y espacio, pero eventualmente surge la necesidad de un cambio de vehículo para transportarnos a otras realidades, que en ese momento se hacen más interesantes.

Aunque tácitamente lo mencioné arriba, el amor, como los humanos limitadamente lo entendemos, es solo uno de los ingredientes que nos ayudan a cicatrizar. Anteriormente hablamos de los requerimientos para cicatrizar, incluyendo la creencia, la actitud, la confianza, y no olvidemos el gozo. El esperar y anticipar algo mejor, la necesidad de unos pensamientos y sentimientos más positivos, la ayuda que nos proporciona la disciplina, todos estos y muchos otros atributos que todos poseemos, dan lugar a un estado de magia y de sinergia en el cual la cicatrización se manifiesta.

Somos mutuamente necesarios: permitir la transición (Vida, muerte y después)

Estuve fuera de mi oficina por unos diez días y una de mis pacientes, quien estaba en estado terminal, quedó en el hospital, y yo creía que cuando volviera de mis vacaciones, ya no la iba a encontrar. Cuando regresé, me encontré con la sorpresa de que todavía estaba en el hospital y, por consiguiente, quería verme. Fue el primer paciente que visité, y cuando llegué a su cuarto, había muchos miembros de su familia acompañándola.

Después de que la atendí y salí del cuarto, todos ellos vinieron a mí, principalmente con el motivo de indagar sobre una nueva técnica o droga con el fin de prolongarle la vida. Mi respuesta, por el contrario, fue la de pedirles a ellos que le dieran permiso en la forma más prudente posible a su familiar enfermo, para que pudiera completar su separación.

Ellos tomaron el compromiso de hablar con ella y de darle paz. También comprendieron la necesidad de ayudarle a entender que ellos estaban dispuestos a aceptar su decisión. No pasó más de media hora cuando me llamaron del hospital para informarme que la señora había muerto.

Aunque somos nosotros los que tomamos la determinación de cuándo hacer nuestra transición, dentro de nuestro ser existe una necesidad de estar en paz con nosotros mismos, con nuestras relaciones personales y, en general, con nuestra realidad. Si miramos hacia adentro, nuestras relaciones y, por consiguiente, nuestra realidad es infinita. Ella comprende no solo nuestra relación con nosotros mismos y con los seres más cercanos, sino también nuestra relación con todo lo que podemos concebir, incluyendo aquello que describimos como Dios o Diosa. Lo fascinante es que no necesariamente tenemos que ser conscientes de cada uno de los componentes de esa infinidad. El conocer intuitiva, vívida y honestamente que somos parte de la totalidad, también nos ayuda a entender que somos paz y tenemos derecho a algo mejor.

Muchas veces necesitamos de la ayuda de personas con el fin de tomar la determinación del cambio, y en este caso muy específico, la separación de nuestro cuerpo físico. Recuerde que siempre es un honor formar parte de esa ayuda sagrada.

Como pacientes, esperamos la energía más conveniente por parte del terapeuta para llevar a cabo una mejor transición.

OTRAS FORMAS DE CICATRIZACIÓN MÁS ACTUALIZADAS (ARTERIOESCLEROSIS, PRÓSTATA, TERAPIA CON HORMONAS BIOIDÉNTICAS, SUPLEMENTOS Y MÁS)

Por más que cambiemos la forma de vivir, lo que verdaderamente somos y representamos sigue siendo eterno. El contenido y el contexto de las cualidades de las que disponemos para cicatrizar, y que ya hemos mencionado, siempre forman parte de nuestro proceso de cicatrización, independientemente del tiempo o época que experimentemos.

Últimamente he estado trabajando más con medicina holística y con técnicas para retardar el envejecimiento. La necesidad de una actitud positiva, una relación más saludable con Dios y con lo que Dios representa, el ejercicio físico y mental y el estar más a cargo de nuestras emociones, forman parte de la práctica de la medicina más actualizada. A propósito, cuando percibimos la presencia de Dios en todas partes, la relación se hace mucho más extensa, pero también más interesante.

Aunque haya interés en mejorar los diferentes cuerpos que nosotros poseemos: el físico, el emocional, el mental, el psíquico y el espiritual; el hincapié se hace en las técnicas físicas de más avance contemporáneo, que tienen que ver con la nutrición, las hormonas y los productos naturales en general.

Independientemente de los estudios de laboratorio, de las recetas médicas y otras recomendaciones que proveo al paciente, la realidad es que aunque la posibilidad de efectos secundarios son mucho menores con estas nuevas técnicas, la respuesta al tratamiento siempre es muy individual y única. Continúa habiendo pacientes que responden mucho mejor a las técnicas tradicionales, pero también, en mayor proporción, la posibilidad del éxito es más viable con los productos naturales, a medida que el común denominador de conciencia continúe cambiando. Pertenecemos a un conjunto al que llamamos «consenso de la realidad» y al que nos apegamos; creemos que somos lo que el consenso representa. Olvidamos que el consenso siempre ha cambiado, pero ahora más que antes poseemos la inteligencia, el coraje y la voluntad para emerger cuánticamente, no solo a un estado diferente, sino a uno con más poder de decisión. Tenemos tendencia a olvidar que las ideas, conceptos de lo que es el consenso de la realidad, también forman parte de lo que nosotros somos.

Seguiremos cambiando las técnicas de cicatrización dentro de la diversidad de lo que es la vida, pero en lo profundo de nuestro ser seguimos siendo los mismos, diferentes, únicos y con una capacidad de decisión para evolucionar que nunca se agota.

Nosotros somos el común denominador. Instantáneamente lo que somos refleja nuestra realidad. Independientemente de en qué momento de la historia vivamos, las formas de terapia pueden cambiar, pero en definitiva las cualidades del terapeuta, al igual que las del paciente, que son necesarias para la cicatrización, siempre van a perdurar. Es cierto que proyectamos e identificamos realidades, pero, en última instancia, seguimos siendo los creadores.

A continuación, voy a describir la experiencia con dos pacientes que a través del uso de terapias más contemporáneas consiguieron los beneficios anhelados. En ellos los tratamientos funcionaron, en otros no puedo decir lo mismo.

A una paciente se le hizo un ultrasonido de la aorta que mostró cambios extensos de arterioesclerosis. Ella recibió cinco tratamientos de kelación intravenoso y continuó con sus suplementos. El ultrasonido fue repetido y la aorta se encontró con menos placas y menos cambios de arterioesclerosis. Es para destacar que ella solo recibió cinco de los veinte o treinta tratamientos que se recomiendan, pero dentro de sí ella siempre conservó la creencia de que el tratamiento la estaba ayudando.

Gracias a la maravilla de la tecnología de estos tiempos podemos tratar pacientes en forma diferente. Ejemplo de ello son los tratamientos basados en los principios de la medicina funcional o formulando productos farmacéuticos para tratar adicciones, o reemplazando hormonas con la misma estructura química de las que el cuerpo produce, aplicándolas en la piel. Aunque la mayoría de los pacientes consiguen un sorprendente bienestar, en otros aparentemente puede ser menor. Digo aparente porque los beneficios que no se sienten posiblemente están teniendo lugar en partes profundas de nuestro cuerpo, silenciosamente se están llevando a cabo. Los resultados siempre van a depender de lo únicos y especiales que somos, de la empatía del terapeuta con el paciente y del paciente con el terapeuta, pero principalmente, de la decisión del paciente hacia los resultados. La empatía de la relación es algo que nosotros podemos cultivar dándonos cuenta de que unas veces somos pacientes y otras veces somos terapeutas, en otras palabras, unas veces ayudamos a cicatrizar y otras se nos ayuda a cicatrizar.

La libertad en la relación entre paciente y terapeuta juega un papel muy importante en la cicatrización. Cuando hablamos de libertad en la relación, esta se extiende a la relación que tanto el paciente como el terapeuta tienen consigo mismos, incluyendo aquellas relaciones internas que nosotros tenemos con el sistema de salud, con las intervenciones que la sociedad, entidades, gobierno, por solo mencionar algunas, quieran imponer. No sobra decir que si las relaciones se hacen libre y positivamente, los resultados van a ser mejores. Recordemos que la única libertad verdadera, que en el fondo es la que buscamos, solo se encuentra dentro de nosotros mismos. Nuestra libertad está íntimamente ligada a la responsabilidad. Es importante que reflexionemos sobre la verdad de que responsabilidad y culpa son completamente diferentes. Entre más responsabilidad tomemos por nuestras relaciones, más libres podemos ser. Entre más nos liberemos del condicionamiento de nuestro ego negativo, más libres vamos a ser y, en consecuencia, vamos a poder tomar mejores decisiones en salud. Entre más libres seamos vamos a poder hacer del cuento de nuestro pasado y de nuestro futuro, el que más anhela nuestro corazón.

En otro paciente hubo una reducción de aproximadamente un 50 por ciento del tamaño de la próstata con los mismos suplementos que estaba tomando, pero agregando terapia con pulsaciones electromagnéticas. Independientemente de estos resultados, se realizó una biopsia y mostró adenocarcinoma. En el presente momento, el paciente está considerando las diferentes formas de tratamiento. Lo último que puedo reportar es que, debido a las extensas regulaciones que existen en nuestro país para aceptar nuevos procedimientos, tuvo que viajar fuera de los Estados Unidos para recibir un tratamiento con buenos resultados, menos agresivo y con menos efectos secundarios. Como cosa llamativa es bueno mencionar que la próstata, en el momento del tratamiento, se había reducido en tamaño a mucho más del 50 por ciento arriba mencionado. Continuamente, el miedo y la esperanza por algo mejor son parte de un diálogo interno que, como ustedes lo pueden suponer, forma parte de la cicatrización, en especial, en el decidir no solo la forma de tratar la enfermedad, sino también en encontrar un mejor bienestar en el continuo experimentar de lo que la vida y la muerte para él representan.

Todo es posible siempre y cuando la creencia, la confianza, el poder de decisión, el amor, la imaginación, al igual que otros atributos, se establezcan dentro de un equipo de trabajo y en una forma bien integrada. A todo lo que sea agradable le podemos dar el nombre de «amor».

Para ser justos, debo mencionar que dentro de mi práctica con la medicina tradicional he tratado pacientes con similares quebrantos de salud y ellos también han respondido en forma positiva al tratamiento. Aunque unos pacientes se mejoran, otros experimentan efectos secundarios y en otros las respuestas son insatisfactorias. Así es la vida: multifacética, todas las posibilidades existen y depende de nosotros el hacerlas más probables y, finalmente, actualizarlas.

Hay nuevos campos de la medicina que se encargan de ayudarle al paciente tratando inflamaciones crónicas, sensibilidades y alergias a través de diferentes procesos incluyendo el de detoxificación. Al igual que en cualquier otra forma de medicina, las posibilidades de mejoría van a depender primordialmente del paciente. La forma en que respondemos al tratamiento siempre va a originarse en el paciente e intrínsecamente va a tener una repercusión en cada uno de nuestros niveles, tanto en lo físico como en lo emocional, intelectual, psíquico y espiritual.

Más allá de la técnica, sea tradicional, integral, alternativa, alopática, en fin, cualquier nombre que le demos, lo importante es saber que todas están a nuestra disposición y a todas ellas en parte o en mayor porcentaje podemos recurrir para alcanzar un nivel más alto de cicatrización.

El hecho de que los pacientes arriba mencionados fueran descritos dentro de una forma o categoría, solo ha sido con el fin de hacer la disertación más fácil de entender. En última instancia, a través de la historia, siempre vamos a seguir siendo seres que buscan una mejor salud y somos los seres y no las técnicas las que van a decidir el resultado final de la magia de la cicatrización.

Hasta ahora hemos hablado de diferentes energías que nos ayudan a cicatrizar, incluyendo la creencia, la actitud, el poder de decisión, la concepción, la percepción, la imaginación, la confianza, la humildad, el amor, la transición, la necesidad de nuestra relación interpersonal, y a ellas le podemos agregar muchos otros títulos durante el discernimiento de cómo los pacientes cicatrizan. Aun así, cada uno de nosotros en la vida ha tenido la oportunidad de atestiguar procesos de curación que tienen o no una clara explicación. Siempre el misterio y la magia forman parte de la explicación de esas curaciones. Podremos mejorar nuestras técnicas, podremos entendernos mejor, pero en última instancia, al igual que la vida, seguimos siendo un misterio. Podremos explicar estas curaciones, pero el origen, siempre va a ser mágico.

Ustedes se podrán imaginar la cantidad de pacientes que he podido ver en mis más de cuarenta años de práctica. Aunque los tratemos de agrupar en ciertas categorías, lo importante para resaltar es que cada uno de ellos ha tenido un motivo muy especial y único para su consulta. Muchas veces la droga o tratamiento que se le suministró fue similar, la percepción y la respuesta al tratamiento fueron muy especiales y únicas para cada uno de ellos.

Tenemos un pasado, un presente y un futuro y todos ellos están constantemente influyendo en nuestra salud. Nuestro pasado incluye nuestras experiencias intrauterinas a las que desafortunadamente no les hemos asignado la importancia necesaria. En especial, debemos tomar más conciencia para que los padres entiendan del condicionamiento que se hace del bebé en el útero, y que va a jugar primordial importancia durante la vida de ese ser humano. Como obstetra, tengo un entendimiento sólido de esa necesidad. Le damos más atención a la formación física del bebé por nacer y dejamos a un lado la importancia que tiene la formación de los otros cuerpos (mental, emocional y espiritual) de ese bebé por nacer. Independientemente de cuáles sean nuestras memorias o creencias de lo que va a ser nuestro futuro, todas influyen en nuestra salud y a todas ellas tenemos acceso para alcanzar mejores estados de bienestar. Nuestro futuro crea nuestra realidad presente, en el fondo musical de nuestro pasado.

Sea una medicina tradicional o una más contemporánea, la relación que se establece entre el paciente y el terapeuta son fundamentales para el resultado final. Si deseamos más éxitos en el tratamiento, la sincronización del paciente y del terapeuta en ese nuevo estado de salud es primordial.

Las técnicas pueden ser variadas y más refinadas, pero en última instancia la decisión del paciente de curarse es fundamental en el proceso de cicatrización. Esta decisión de curarnos tiene que ser auténtica, genuina y real.

Somos multifacéticos, y dentro de cada una de estas fases de nuestro ser, existen hábitos que impiden nuestra habilidad para estar más seguros, más contentos, y por qué no, para reír más. Continuamente estamos creando una fisiología y una composición química en nuestro cuerpo que se expresa en enfermedad o en salud.

Quizás para terminar este capítulo, podríamos reiterar que con el propósito de la ilustración, solo hemos considerado unas cualidades de ser que nos ayudan a cicatrizar. La lista se podría aumentar en todas las direcciones y cualidades. Independientemente del espacio, el tiempo y las circunstancias, la posibilidad de mayor salud siempre existe y la forma de llevarla a cabo depende de cada uno de nosotros. Son la genuina decisión y la voluntad de cambio de transformarnos y transcender, las que en última instancia nos van a proporcionar los medios para llegar a esa meta anhelada. Puede que en ese momento nuestra imaginación no pueda concebir cómo vamos a cicatrizar, lo importante es que si aquella parte profunda de nosotros vive esa decisión de mejor salud, la forma de arribar a la meta anhelada pronto se va a manifestar.

Como lo pueden apreciar, todas las probabilidades de un mejor bienestar están a nuestra disposición dentro de cada uno de nosotros. Aunque el terapeuta y el paciente se sientan separados, la verdad es que somos el mismo; somos nosotros mismos los que ayudamos, los que recibimos la cicatrización y los que encerramos el mismo proceso de cambio.

Qué suerte tenemos, vivamos la gratitud
de nuestra universalidad.

Posteriormente, vamos a hablar un poco más de procesos profundos dentro de nuestro ser, que utilizamos durante nuestra cicatrización. Vamos a poder entender con más claridad, cómo los más de setenta mil pensamientos que al día tenemos y nuestra interpretación que a ellos les damos están continuamente influyendo en nuestro bienestar.

III
ÉXITOS Y FRACASOS

Dentro de lo que llamamos éxitos y fracasos están
a nuestra disposición las semillas necesarias para
alcanzar más altos niveles de salud.

Si miramos a nuestro alrededor podemos encontrar infinidad de ejemplos en los cuales nuestros pacientes se mejoran o, en otros casos, no consiguen su cicatrización.

Dentro de nuestra manera más aceptable de hacer medicina podemos ver el éxito de la nutrición, un ejemplo de ello es la mejoría que se hace al tratar la deficiencia de vitaminas, proteínas u otros nutrientes al igual que dietas especiales como la alcalina. Podemos maravillarnos por los adelantos en cirugía, en salud pública y también en la inmunología, entre otros. Muchos son los ejemplos de éxito que podemos traer a cuento cuando a través de diferentes técnicas modernas podemos ayudar a que el paciente se mejore.

Muchas veces la solución es simple, a través de una inyección, una píldora u otra técnica, pero en otras circunstancias, hay necesidad de ayudarle al paciente con otras formas más complejas de tratamiento.

Cuando nos damos cuenta de la necesidad de cicatrizar, intuitivamente sentimos esa necesidad en nuestra mente, en nuestras emociones, en nuestro espíritu y, por consiguiente, el proceso de cicatrización se hace más complejo, pero también necesario para muchos pacientes.

Independientemente de si la técnica es simple o compleja, tradicional o alternativa, basta con mirar los resultados y podemos concluir que siempre van a existir éxitos y fracasos.

El significado de los éxitos y los fracasos siempre va a ser relativo, dependiendo del punto de vista del paciente, y aunque muchas veces el resultado no es el más deseable, este puede ser utilizado como un peldaño para poder escalar hacia un mejor estado de salud. El universo siempre nos proporciona una posterior etapa en el proceso de salud, que aunque en ese momento no la entendamos, es aquella la más aconsejable, con el fin de que podamos seguir escalando hacia niveles más altos de cicatrización.

No estoy tratando de disculparme porque no siempre el resultado va a ser el más favorable, y quizás una forma de fracaso, sino que estoy abriendo la probabilidad más real que es la de hacer de ese resultado algo más fructífero, más positivo y más saludable de lo que estábamos esperando. El futuro siempre está abierto para algo mejor, tenemos la capacidad para hacer un infierno del cielo, pero también un cielo del infierno.

Muchas veces el resultado final es la muerte, que no necesariamente significa fracaso, la muerte es parte de los infinitos cambios que experimentamos en el vivir. La muerte generalmente ha sido vista como algo que debemos batallar, pero también puede ser vista como una transición y una necesidad hacia niveles más altos de bienestar y de conciencia. Recordemos que son nuestra alma y nuestro espíritu quienes a un nivel más real y verdadero están haciendo la travesía necesaria durante el proceso de cicatrización hacia niveles más altos de gozo y felicidad.

Estamos acostumbrados a combatir las enfermedades al igual que la muerte, y desafortunadamente estamos creando un sistema muy negativo, en el cual estas batallas por conquistar las enfermedades y prolongar la vida pueden conllevar una implícita necesidad de persistir en la enfermedad como parte necesaria del significado y propósito de lo que creemos que es nuestra existencia.

Como arriba lo menciono, el combatir las enfermedades y batallar la muerte forman parte de nuestras creencias sobre lo que debemos llevar a cabo en la vida, en otras palabras, es parte de lo que nuestra vida representa. Es como si estuviéramos diciéndonos subconscientemente que las enfermedades son necesarias en nuestra existencia, incluyendo en la experiencia de morir. Para confirmarlo, nos basta con mirar a nuestro alrededor y observar la cantidad de seres humanos y de sistemas que dependen de la enfermedad para su subsistencia.

Quizás, en otra oportunidad podemos extendernos más acerca de cómo podemos hacer de nuestro actual sistema de salud algo más positivo, y cómo debemos dirigir nuestra atención con más intensidad e intención a encontrar, fortalecer, y promover la salud en lugar de la enfermedad.

Aunque las técnicas son importantes, una buena relación con el paciente es igualmente necesaria; en última instancia, es la persona quien toma la decisión basada en su percepción consciente o subconsciente, o aun inconsciente, de lo que se le está ofreciendo. A propósito, su percepción, independientemente del resultado final, es en definitiva la más apropiada en ese momento de su existencia. Su proceso evolutivo siempre se va a beneficiar de la decisión tomada si así lo aceptamos y así lo decidimos.

El resultado del proceso de cicatrización, independientemente de lo tradicional o nuevo de la técnica utilizada, siempre conlleva un resultado que, aunque apropiado o no, nos ofrece la probabilidad de un nuevo cambio.

Por el hecho de que seamos nosotros los que cicatrizamos y tomamos la decisión de cicatrizar, de ninguna manera podemos dejar a un lado nuestra relación con todo lo que encierra el mismo proceso al que nos exponemos cuando deseamos mejorar nuestra salud. Aunque creamos superficialmente o profundamente que ese proceso de autocicatrización está fuera o dentro de nosotros, es importante recordar y reafirmarnos que nosotros no somos simplemente observadores de nuestra realidad, sino participantes, y que cualquier parte de nuestra realidad forma parte de lo que nosotros somos. Somos la totalidad con la posibilidad de ser más completos. En esencia, somos la relación con lo que hemos sido, con lo que somos y podemos llegar a ser. Entre más responsables seamos por esas relaciones, más éxitos vamos a poder tener en nuestra cicatrización. Es un continuo proceso de mejoría.

Cada una de nuestras relaciones con los infinitos componentes de nuestra realidad reflejan un continuo buscar de una relación más libre y completa. *Salud* simplemente significa un estado de mayor bienestar, pero ese bienestar siempre está ligado a nuestra percepción, y nuestro poder de cambiar la percepción siempre está a nuestra disposición.

Muchas veces no deseamos dolor ni deseamos enfermedad, pero también en otras oportunidades nos lo permitimos. Hacernos responsables por nuestra realidad siempre está a nuestro alcance, y nuestra capacidad para cicatrizar siempre va a depender de esa responsabilidad. Tomarla es simplemente responder, es ser responsable. Tomar responsabilidad al contrario de culpar, manipular o controlar, no solo instantáneamente nos puede dar la oportunidad de vivir una mejor realidad, sino también de crear posibilidades de mejores estados de salud. Si nos hacemos responsables de la realidad que hemos creado o permitido, el dolor y la enfermedad pueden llegar a ser motivo de agradecimiento. En otras palabras, podemos reinterpretar el significado del dolor y de la enfermedad. Siempre vamos a tener la oportunidad de reinterpretar nuestra realidad y, por consiguiente, recrearnos una nueva. No nos estamos engañando, simplemente estamos tomando beneficio de lo que intuitivamente concebimos, y que la física moderna nos ayuda a comprobar: somos participantes de aquello que consideramos nuestra realidad. Al participar, instantáneamente cocreamos nuestra realidad. Tampoco quiero que de estos conceptos generemos más autoculpa y autorresentimiento, por el contrario, deben ser motivo de más poder y libertad. Este sentimiento genuino de agradecimiento, responsabilidad, poder y libertad, intrínseca y automáticamente influyen en nuestro estado de salud.

Con el propósito de seguir reflexionando, recordemos que podemos hacer del concepto de tiempo y espacio algo más real que siempre puede ser inagotable y contener todas las posibilidades. Tenemos todo el tiempo, todo el espacio y todas las posibilidades a nuestra disposición. Diciéndolo de manera diferente: el tiempo, el espacio y todas las posibilidades también forman parte de lo que nosotros somos. Nuestro cerebro no puede distinguir entre lo que es real y lo que es imaginable. En nuestra imaginación, el pasado, el presente y el futuro existen al mismo tiempo. Al hacer más real esta posibilidad de tiempo y espacio, se nos concede una realidad de mayor éxito.

A través de nuestro condicionamiento hemos aprendido que el dolor o la incomodidad son necesarios, y ese aprendizaje produce una creencia que se expresa en una realidad de dolor, incomodidad o estrés. Pero recordemos que en nuestra travesía por el tiempo y el espacio, siempre tenemos la oportunidad de reaprender algo mejor y confortable. De nuevo, destaquemos que el tiempo y el espacio siempre están a nuestra disposición, con la ayuda de nuestro sentido de la imaginación. El dolor, la incomodidad y el estrés han llegado a ser no solo realidades dentro de nuestro vivir, sino también necesidades para poder vivir. Afortunadamente, nuestra intuición ha llegado a dilucidar algo más sencillo, amplio y agradable, que puede reemplazar esas maneras destructivas de vivir. Podemos reinterpretar nuestra realidad y hacer del amor, el placer, la alegría y la felicidad no solo realidades más reales, y perdonen la redundancia, sino también formas y motivos de vivir nuestra realidad. Es indispensable tomar responsabilidad, tanto en nuestra salud como en nuestra enfermedad, sobre nuestras creencias y actitudes con el fin de desprendernos de esos estados de estrés, incomodidad y enfermedad, y experimentar realidades más agradables. Debemos empezar por aceptar el momento actual, hacernos responsables de esa aceptación, dejar a un lado el estado de ser que incomoda y elegir algo mucho mejor, de acuerdo a nuestros nuevos y mejores deseos y esperanzas. Es necesario que aceptemos más lo que llamamos fracasos, y pongamos más atención en lo que consideramos éxitos.

Claramente hablando, no hay éxitos ni fracasos, solo maneras de percibir nuestras experiencias. Dentro de nuestra evolución de conciencia, debemos entender que aunque el dolor y el padecimiento fueron necesarios en un momento de nuestro viaje a través de la eternidad, pueden ser reemplazados por procesos evolutivos de una jerarquía más alta como el amor, la paz, la seguridad, la alegría y el optimismo. Es importante recordar que todo esto y más, está a nuestra disposición. Aceptarnos a nosotros mismos es fundamental pero, de nuevo, la única forma de empezar a conseguir más paz dentro de nosotros mismos es tomando responsabilidad por nuestro estado de ser, incluyendo aquello que denominamos éxitos y fracasos.

Algunas veces nos parece que estamos dentro de una realidad que no tiene entradas ni salidas. La verdad es que siempre existe la posibilidad de elegir otras realidades donde la lógica es mucho más agradable y fácil, y donde también vamos a tener la oportunidad de saltar a otras realidades aún mucho más agradables y llevaderas. Por otro lado, en algunos de estos momentos verdaderamente difíciles, muchas veces la solución final es que, sin ningún proceso, permitamos la ayuda para elevarnos a otros altos niveles de conciencia, y para ello siempre es necesario aceptarla de un poder superior. Aun cuando estamos sumergidos en los profundos y delicados estados de enfermedad, siempre podemos pedir y aceptar la ayuda de seres que, en este universo o más allá de él, están a nuestra disposición.

Debemos recordar que, aun en esas circunstancias, el resultado de la ayuda no necesariamente va a ser el que deseamos, sino el que estamos necesitando en ese momento de nuestra realidad para alcanzar niveles más superiores de conciencia y de salud. De todas formas, siempre se nos va a ofrecer un nuevo estado de entendimiento para seguir ascendiendo en esa infinita travesía dentro de todo lo posible.

Cuando saltamos a estados de más oportunidad y de salud, la realidad lineal de nuestro concepto de tiempo y espacio queda caduca. Una nueva realidad cuántica donde nos levantamos a un nuevo conjunto de experiencias con su propia lógica se materializa. La realidad cuántica siempre ha sido parte de los niveles de conciencia. Afortunadamente, la física cuántica en estos momentos nos ofrece una explicación a la necesidad de racionalizar nuestras experiencias, nos confirma que es posible ese salto cuántico hacia realidades aún mucho más fáciles y agradables.

La lógica es relativa y siempre podemos vivir en una lógica diferente. Continua y automáticamente estamos creando nuevos estados de salud. Si ponemos atención a lo que conscientemente experimentamos, si reflexionamos sobre los pensamientos, los sentimientos, las creencias, las actitudes y otras energías, podemos hacer más consciente y rápido nuestro proceso de cicatrización. Nuestro subconsciente, inconsciente y superconsciente están constantemente a nuestra disposición para hacer tomar conciencia sobre la magia de nuestros éxitos. Una vez que consigamos el cambio, podemos ver las cosas con humildad, como si fuera la primera vez, y en ese momento surge una nueva lógica. Nuestro tiempo y nuestro espacio forman parte de nuestra conciencia, y, por consiguiente, ese concepto propio de tiempo y espacio forma parte de la representación celular de nuestro cuerpo.

Siempre tenemos a nuestra disposición la toma de conciencia para alcanzar nuevos niveles de cicatrización y de responsabilidad. Dentro de esa toma de conciencia podemos entender más y más que el tiempo y el espacio son instrumentos que utilizamos para cuantificar una realidad, que va más allá de la imaginación, en la cual vamos a encontrar más salud y, por consiguiente, más satisfacción.

Déjenme traer a cuento algunas conclusiones que he aprendido durante la relación con mis pacientes y que nos ayudan a entender mejor la posibilidad del éxito y del fracaso en salud.

Durante la práctica de mi medicina he podido encontrar pacientes que necesitan de lo más complejo para su cicatrización, pero también, en el otro extremo, existen pacientes que solo necesitan una simple ayuda para su mejoría. En los diferentes hospitales y clínicas donde he trabajado, incluyendo mi práctica en Colombia, el famoso Hospital de la Caridad de Nueva Orleans, en mi práctica privada, y en una clínica en el Ninth Ward en Nueva Orleans, he podido comprobar qué tan importante es una terapia evolutiva, como la meditación, el yoga, los ejercicios respiratorios, las técnicas de relajamiento progresivo de nuestros músculos, una mejor nutrición y ejercicio físico, tanto como lo son un consejo sincero, una inyección, un producto farmacéutico o la reafirmación de que los resultados de los exámenes practicados son satisfactorios.

Independientemente de la manera como practicamos la medicina, la inspiración de confianza y esperanza que instilamos en el paciente son primordiales en el éxito para ayudarlo a balancear su estado de salud. He aprendido que se consiguen más éxitos cuando la ayuda es proporcionada en forma firme, sincera y con la mejor intención, aunque el paciente no esté preparado para aceptarla en ese momento. La gratitud hacia esa ayuda puede nunca ser reconocida por parte del paciente, y sus efectos pueden sucederse con el correr del tiempo y en otro momento muy diferente al esperado, ya que va a realizarse dentro del tiempo y espacio más apropiado para el paciente.

Aunque la ayuda que le hayamos proporcionado al paciente o el examen que se le haya practicado no es el más indicado para otras formas de medicina, la humildad y la aceptación por parte del paciente y el terapeuta son fundamentales en el resultado final de la terapia. Creer que se va a estar mejor conduce a un estado de conciencia que automáticamente se traduce en procesos bioquímicos y fisiológicos mucho más agradables y saludables. Dependiendo del lente con que lo miramos, lo que llamamos éxitos o fracasos, siempre va a ser una posibilidad durante el proceso de cicatrización, independientemente de la terapia y de quiénes sean los protagonistas de la experiencia.

Quizás es bueno hacer un comentario acerca de lo que es el placebo. Aunque no tratemos al paciente con el ingrediente o remedio correspondiente, sino con una sustancia neutral como una solución salina o una píldora de azúcar, siempre se puede ayudar al paciente en un porcentaje que aunque la ciencia lo coloca alrededor del 33 por ciento, para el paciente esa aceptación y resultados de mejor salud significan un 100 por ciento de éxito en su recuperación.

En el mismo porcentaje podemos crear un efecto nocivo, en otras palabras, el efecto del placebo puede ser negativo. Es importante resaltar que más profundamente no es el terapeuta, ni el mensaje, sino la aceptación o rechazo del paciente, basado en sus creencias, quien recibe los resultados. Entre más positiva y generosa sea la actitud del terapeuta y el ambiente en que se lleva a cabo, menos posibilidades de resultados negativos van a existir. Cuando hay aceptación, las condiciones, los pros y los contras, dejan de existir al igual que el crédito o el resentimiento por el resultado. La incondicionalidad desvanece la arrogancia del ego negativo, y la cicatrización tiene lugar independientemente del grado o valor que se le está dando a la enfermedad o a la salud.

Repito, nosotros no somos observadores de nuestra existencia, en todo momento estamos participando y estamos cocreando nuestra realidad. La realidad se hace más agradable cuando tenemos la intención de lo agradable, y cuando dejamos que el universo nos proporcione la forma más asequible para que podamos alcanzar esos resultados más deseables. Podemos empezar con la creencia de que solo estamos observando, pero en última instancia, vamos a aceptar la realidad de que somos los participantes de esa realidad.

Si miramos cómo va a ser la ayuda que le vamos a poder proporcionar a un paciente en un futuro no muy lejano, podemos visualizar un proceso evolutivo de conciencia con más facilidad y seguridad en la forma de practicar medicina, y con un entendimiento evolutivo de más aceptación con lo que consideramos éxitos o fracasos. Paradójicamente, en ese mismo momento en que aceptemos esas dos posibilidades, tenemos más libertad para escoger el resultado final donde la cicatrización tiene un lugar más amplio para su manifestación.

En el futuro, nuestra relación con los procesos de cicatrización va a ser más liviana, de mayor compasión y autoentendimiento. Aunque la dualidad del éxito y del fracaso siempre va a existir, las formas en que vamos a practicar la medicina van a ser entendidas por el consenso de la realidad con más aceptación y con más posibilidades de éxito.

Aunque los cambios siempre van a existir y viviremos en un mundo que continuamente cambia, también vamos a poder entender con más facilidad que nosotros somos el común denominador de ese cambio. El proceso de mejoría o de tomar conciencia sobre una mejor salud se va actualizar en menos tiempo y en cualquier espacio. Vamos a tener más en cuenta la calidad de la experiencia, sin dejar a un lado las influencias del pasado y las posibilidades infinitas de un eterno futuro. Todos estos cambios van a tener una aceptación más amplia dentro de las posibilidades de éxito y fracaso que también van a existir.

Siempre va a haber terapeutas y pacientes, pero vamos a entender cada vez más que nosotros somos unas veces terapeutas y otras veces pacientes, es decir, somos lo mismo expresado en forma diferente. Vamos a seguir siendo el común denominador, en otras palabras, somos aquello que se desplaza en el tiempo y el espacio y en una realidad por nosotros mismos creada. Vamos a crear más oportunidades de cambio, y aunque este siempre va a ser más positivo, quizás vamos a continuar dándole a las experiencias de cambio el adjetivo de éxitos y fracasos, en lugar de un proceso normal de evolución donde podemos darle más atención a nuestros éxitos que al fracaso. El cambio siempre lo vamos a crear al igual que el resultado, para luego empezar con un nuevo proceso. Si tomamos responsabilidad, vamos a tener más poder sobre nuestra cicatrización, vamos a estar mejor en cada cambio que está a nuestra disposición, incluyendo los cambios antes, durante y por qué no después de lo que llamamos «nuestra muerte».

Vamos a tener más posibilidades de éxito, entre menos procesos invasivos y más técnicas energéticas utilicemos. Habrá más posibilidades de éxito entre más estemos en contacto con lo que llamamos «alma», «espíritu» y «divinidad superior». Las posibilidades de alegría y satisfacción, que forman parte de los éxitos, van a estar más al unísono con los procesos metafóricos, las paradojas y los símbolos que conllevan más abundancia y más salud. El éxito de nuestra cicatrización va a depender de cuánto más dejemos de aferrarnos al pasado, y, en general, el éxito en salud va a depender primordialmente del éxito en la relación con nosotros mismos.

En nuestras vidas hemos tenido infinidad de experiencias, y dentro de ellas, la enfermedad es la que a todos nos recuerda lo iguales que somos, pero, al mismo tiempo, lo único y diferente que es nuestro ser.

Permítanme recopilar parte de las experiencias donde la enfermedad me ha tocado, con el fin de que podamos ayudarnos a entender más lo que significa el poder que estamos en condiciones de descubrir durante el proceso de cicatrización.

IV
MIS EXPERIENCIAS COMO PACIENTE

Dentro de mis experiencias encuentro la gratitud
para lo que he sido, lo que soy y lo que voy a ser.

TONSILECTOMÍA

Cuando era pequeño, alrededor de los once años, existía la creencia o la moda de que había necesidad de hacer una tonsilectomía en los niños. Yo siempre había tenido la necesidad interna de explorar el arte de curar y esta era una buena experiencia para poder estar en contacto con lo que representaba el hospital y la cirugía.

A uno de mis amigos se le había recomendado la tonsilectomía debido a sus frecuentes procesos infecciosos; un hermano mío también tenía un poco de necesidad de la tonsilectomía por las mismas pero menos pronunciadas razones. Como iba a ser un acontecimiento que yo quería experimentar, con el cual esperaba, entre otras cosas, la satisfacción de mi curiosidad, el entendimiento y aceptación de las personas de mi alrededor, y por otras razones, incluyendo que para mi familia iba a ser más económico hacerlos al por mayor, formé parte de los pacientes con la única diferencia de que yo pedí anestesia local para poder ver la cirugía. Al fin y al cabo, no pude ver nada porque me cubrieron los ojos y, por consiguiente, como ustedes se pueden imaginar, la experiencia no fue la más agradable. En otras palabras, me enfermé sin necesidad de estar enfermo. La moda de la época me ayudó a enfermarme; el proceso quirúrgico que en esos tiempos se predicaba se me ofrecía como una posibilidad de experiencia que internamente estaba ansioso de vivir. Como lo mencioné, la experiencia no fue la más grata, pero sí la que profundamente mi ser más estaba buscando.

Entiendo que el dolor inherente al procedimiento no fue completamente reconocido por mí antes de la cirugía, principalmente porque mis necesidades de experimentar lo imaginado tenían una prioridad más alta. Aunque el proceso fue doloroso, mis necesidades emocionales fueron más importantes en la decisión. La experiencia me iba a dar el resultado de una nueva oportunidad de conciencia dentro de mi proceso evolutivo, incluyendo la recapitulación que hago en este momento de esa memoria.

Como dije al principio, había una moda, un consenso de la realidad de que era necesario hacer esa cirugía en la mayoría de los niños. Los procedimientos y técnicas de curación siempre han ido a la par con las épocas en donde la sociedad, pero especialmente nuestra aceptación, han contribuido a un consenso de necesidad.

Yo fui parte de ese consenso al igual que mi familia, y no tenía la capacidad para separarme de esa realidad. Hoy en día mi estado de conciencia no solo me ayuda a entender mis experiencias del pasado, sino también me da la capacidad para darme cuenta de que yo puedo participar en otras realidades diferentes a la del consenso de necesidad.

Entre más nos demos cuenta de nuestra capacidad para quitarnos el color de las gafas del pasado o aun de las gafas de este momento o del futuro, podemos reemplazarlas por un color mucho más suave, más libre y de más autoridad, que al mismo tiempo está creando una nueva realidad.

HIPERTIROIDISMO

Cuando yo empecé a estudiar medicina, pude entender más mis síntomas relacionados con un posible hipertiroidismo. De pequeño también tuve que ser investigado y tratado por un cuadro clínico similar. Afortunadamente, el tratamiento que se me dio fue siempre muy conservador gracias a la intuición y conocimiento de los médicos que me ayudaron. Muchos de los pacientes con condiciones similares fueron tratados en forma más agresiva, con cirugía o con yodo radioactivo, lo cual hubiera sido posiblemente desafortunado para mi futuro. En otras palabras, hubiera creado una realidad con más enfermedades y complicaciones. El tratamiento que realicé solo fue por unas semanas, quizás meses, porque interiormente yo sabía que todo estaba relacionado con mi estado mental y emocional, y, por consiguiente, más tarde yo opté por no continuar el tratamiento. Con el correr de los años y la experiencia, he podido actualizar rezagos en la manera de pensar y de sentir, y pude recuperar más el control interno de mis procesos hormonales relacionados, en este caso, con la glándula de la tiroides.

El estrés, otras razones, y en general el desbalance, conducen a estimulaciones por las cuales la glándula pituitaria segrega hormonas, y una de ellas va a superestimular la tiroides. Este desbalance se extiende a otras hormonas y a otros órganos, dependiendo de la forma como la persona responde al estado de conciencia que en ese momento está experimentando.

Aunque estamos hablando de fisiología o de funcionalidad, es importante en este momento recordar que la funcionalidad antecede a lo material y, por consiguiente, los cambios materiales, incluyendo los tumores, pueden ser transformados si la energía, la fisiología o la funcionalidad se transforman. Realizar, darnos cuenta profundamente de que nosotros estamos a cargo de estos cambios, nos proporciona autoridad, seguridad y mejores estados de salud a nuestra disposición. Entre más seguridad y autoridad adquiramos sobre nuestra fisiología, más cambios podemos hacer en lo material de nuestro cuerpo.

Si queremos tener una mejor salud, la enseñanza es que aunque los síntomas de nuestro cuerpo físico sean los que nos llaman más la atención, son las razones más profundas, que existen a otro nivel dentro de nuestros otros cuerpos, mental, emocional y espiritual, las que tienen un poder más alto de decisión.

APENDICITIS

A comienzos de mi carrera como ginecólogo y obstetra, y cuando estaba trabajando veinticuatro horas al día, siete días a la semana, fui confrontado con un cuadro de apendicitis. Estaba inmensamente ocupado, tenía muchos compromisos, cubría todos mis turnos y, por consiguiente, no tenía tiempo para cuidar de mí mismo. Fue como si el cuerpo me hubiera dicho: «Pare, póngame cuidado y aprenda». Tuve que tomarme mi tiempo para arreglar mis asuntos personales y mis compromisos con mis pacientes, y al día siguiente se me hizo la cirugía. Mi cuerpo me dio no solo el mensaje, sino también el tiempo necesario para posponer la cirugía y darme la oportunidad de tomar cuidado de lo que conscientemente creía era lo más importante para mí y mi familia, en ese momento.

Hoy me sorprendo de que aunque el cuadro era agudo, la necesidad de mis compromisos al igual que mis razones más profundas me dieron el tiempo más apropiado para la cirugía. La enfermedad me dio la oportunidad de otorgarme el permiso para ponerle atención a algo más profundo dentro de mis ser. En otras palabras, el cuerpo me posibilitó darme el permiso de tomarme unas vacaciones de mis estresantes compromisos de trabajo.

Sin la ayuda de mi cuerpo no hubiera programado ese descanso. Recibí tarjetas y flores, mis pacientes me concedieron permiso para que yo no los atendiera por un tiempo, acepté la ayuda de colegas y, algo muy importante, se me dio la oportunidad para poder empezar a apreciar más el cariño expresado en las atenciones y otras formas de agradecimiento, y deseos por una pronta recuperación. Profundamente, en alguna forma, estaba necesitado de todo ese cariño, entendimiento y atención.

Cuando llegué a mi casa, me encontré aplicándome bolsas de agua tibia, más compenetrado con la familia, especialmente con mi esposa. Es como si me hubiera dado la oportunidad para una mayor intimidad y una aceptación más amplia de mis vulnerabilidades, tanto las débiles como las más fuertes. Me pregunto cuántas otras ganancias secundarias la enfermedad nos proporciona, y, al mismo tiempo, veo con inquietud y compasión cómo permitimos enfermedades con el propósito de despertar, de entender, aceptar y complacer otras necesidades más profundas. Recordemos que nosotros somos más que el cuerpo, este es solo un vehículo. Puedo extenderme fácilmente en el entendimiento que me proporcionó este pasaje de mi vida, pero quizás lo más importante para cada uno de ustedes es el mensaje de que debemos mirar a nuestro propio ser y hacer los ajustes necesarios para conseguir una mejor salud. Nuestro cuerpo físico siempre nos da las oportunidades para reflexionar en lo más profundo, quizás debemos ponerle más atención a los mensajes que nuestro cuerpo en forma constante nos está proporcionando.

Tenemos la fortuna de ser el único ser dentro de los diferentes reinos, el mineral, el vegetal y el animal, que tiene la capacidad de autoprogramarse. Esta autoprogramación será más posible si nosotros tomamos mayor conciencia de lo que en este momento representamos.

Imagínense cuánto más podemos alcanzar en esa autoprogramación sin la necesidad del dolor y del sufrimiento de la enfermedad, simplemente aprovechando el valor intrínseco de las experiencias positivas, y aun las negativas, con el fin de tomar responsabilidad por esas experiencias, para poder cocrear otras mucho más acordes con la dignidad que todos nosotros hemos recibido de aquello que hemos concebido como el Creador.

Lesión dermatológica

Hasta hace varios años, la imagen física de mi padre se interponía ante la imagen de mi cuerpo físico. Aunque yo comprendía que mis características físicas no eran tan similares como esa sombra de identificación, sí había similitudes en una lesión negra de dos centímetros en la piel de la espalda, tanto en el cuerpo de mi padre como en el mío. Esta mancha correspondía a un lunar o quizás algo más superficial, pero, en todo caso, estaba seguro de que estaba tan presente en el mismo lugar tanto en mi cuerpo como en el de mi padre. Al igual que cualquier otro ser humano, necesitamos de la separación, necesitamos de nuestra propia identidad. Esta lesión oscura en mi cuerpo me daba la oportunidad de trabajar las diferencias y lo especial que existía tanto en mí como en la representación de lo que yo concebía como mi padre.

Empecé a estudiar la relación con mi padre, la igualdad de los seres humanos en general, pero también las diferencias e individualidades. Todo esto lo extendía tanto al campo mental y emocional, como al espiritual. Practiqué diferentes técnicas con la intención de encontrar una única y más propia identificación de mi ser. Un día, sin esperarlo, la lesión se desprendió.

Tomé fotos de la lesión y un día presenté la experiencia en una de las reuniones locales de la sociedad de hipnosis. Si bien le tomé fotos, nunca la mandé a examinar; lo que sí puedo expresar es que aunque no puedo probarle al mundo racional que la caída de la lesión haya sido fruto de mis procesos imaginativos, en mi interior existe la autosatisfacción de que pude encontrar más libertad, al igual que dentro de mí le di más libertad a mi padre para expresar nuestras diferencias y similitudes. Pude establecer más claramente nuestra identidad propia, única y diferente. Mi propósito primordial era encontrar más autoentendimiento, al igual que establecer lazos que fortalecieran una relación de más amor entre padre e hijo y viceversa. Quería no tener la lesión y, secundariamente, tenía la intención de obtener los beneficios de que la lesión desapareciera, incluyendo la autoprueba de que era posible hacerlo mentalmente.

Desprendimiento de retina

Hace varios años, en un lapso de menos de seis meses, tuve dos desprendimientos de retina en mis ojos. Aunque mi cuerpo físico era diferente y aunque los cirujanos que me atendieron no fueron los mismos, sí existieron similitudes, incluyendo el hecho de que la separación de la retina se hizo después de cirugías de cataratas. Lo importante para resaltar es que los resultados en ambos casos fueron completamente distintos. En el primero, casi pierdo la visión y en un momento estuve a punto de perder el ojo. Parte de los músculos que controlan los movimientos fueron dañados, y además hubo un proceso infeccioso. En el otro caso, la cirugía fue mucho más suave, sin complicaciones y con restauración de mi visión en forma completa.

El reposo y la posición de mi cabeza eran esenciales para una mejor recuperación. Entonces, tuve la oportunidad de aprender a tener más paciencia, conseguí más introspección, y pude también entender mejor lo que es el arte de curar. Comprendí más mis vulnerabilidades y, al mismo tiempo, me di cuenta de cómo influye en el resultado final la colaboración, el deseo de ayudar y el sentido humanitario que un semejante, sea llamado médico, enfermera o terapeuta, le puede proporcionar al paciente. Para quienes han pasado por estas experiencias, pueden reconocer más fácilmente los cambios de comportamiento que hay que hacer para poder cumplir con las recomendaciones de mantener la cabeza en una posición especial por un periodo de varias semanas. Son muchas las enseñanzas que se pueden recibir.

Como lo mencioné arriba, hubo diferencias de tiempo, mis condiciones no eran las mismas, pero creo que uno de los factores que posiblemente más influyó en la diferencia de los resultados fue la calidad quirúrgica, y otros beneficios asociados a la calidad humana que en ese momento me proporcionaron los dos diferentes cirujanos que me atendieron.

La responsabilidad del tratamiento depende del paciente y del terapeuta. Tanto uno como el otro están determinando su propia realidad. Ambos, paradójicamente, están buscando un estado de conciencia de más altura. El sutil y fino intercambio de servicios y relaciones tiene una complejidad y multitud de consecuencias. Tanto el paciente como el terapeuta son responsables por su participación. Lo delicado, lo suave y el sentimiento de colaboración por un resultado mejor en su semejante, ayudan a definir lo que llamamos «resultado final del tratamiento». Sin aun percibirlo, tanto el paciente como el terapeuta buscan en esa experiencia una mejor salud física, mental o espiritual. Ojalá pudiéramos ser más conscientes de las posibilidades más grandes de salud que se nos ofrecen, no solo en la enfermedad, sino en el vivir más consciente y plenamente cualquier momento de nuestra vida. Independientemente del resultado final, es de primordial importancia aceptarlo, saber que esa experiencia es suficiente, pero al mismo tiempo reconocer que hay algo mejor para llevar a cabo en el próximo instante.

Cuán importante es que cada uno de nosotros participe más conscientemente de las infinitas posibilidades y experiencias de mayor salud que en todo momento se nos proporciona. Lo infinito, lo desconocido, es lo más real, las puertas se pueden cerrar, pero en ese momento las posibilidades y otras puertas se abren y se hacen más amplias.

Independientemente de la enfermedad, de la cultura, de la clase o condición socio-económica, son la empatía, el grado de incondicionalidad por ayudar y la receptibilidad del paciente los que hacen parte del éxito o fracaso del tratamiento.

PANCREATITIS

Años atrás tuve varios cuadros agudos de pancreatitis, y después de algunos estudios se me recomendó en varias oportunidades, y por diferentes especialistas, una cirugía muy extensa que tiene el nombre de «procedimiento de Whipple». Como médico y cirujano yo podía entender lo extenso, complicado, peligroso e incapacitante que podía ser este procedimiento. Son muchas las enseñanzas que puedo compartir, pero quizás la más importante es que la decisión de someterme o no a la cirugía, solo fue hecha después de varias semanas de análisis y consultas, pero sobre todo, en la introspección y diálogo conmigo mismo. El soporte que recibí fue muy importante pero la decisión siempre fue mía. Solamente después de consultarme a mí mismo pude dejar a un lado el miedo que me acompañó en el momento que me recomendaron la cirugía por primera vez. Recuerdo que en ese momento me encontraba ante un humano vestido de médico, con una bata blanca, y mi sentido de autoapreciación era muy pobre durante esa experiencia. Mi intuición me decía que la cirugía no era la más apropiada para mí y que era mejor esperar a un momento posterior cuando yo podía ser más consciente de mi autoconfianza y, por consiguiente, tomar esa decisión con un nivel de más autoridad.

Más allá de las conclusiones que podamos sacar al respecto, quizás lo más importante a traer a cuento es el hecho de que aunque es el miedo el que en primera instancia motiva nuestras decisiones de tratamiento, es siempre prudente dar más tiempo, cuando se puede, para reapreciar las circunstancias con el fin de tomar una determinación con más seguridad y autoridad.

Desafortunadamente, en situaciones de emergencia, el tiempo se hace escaso, pero de todas formas, siempre hay una posibilidad de un espacio de tiempo dentro de nosotros que puede ser suficiente para tomar la mejor determinación.

Han pasado muchos años después de esta experiencia, no dudo que el resultado ha sido el mejor, me siento orgulloso pero no superior por haber tomado esa decisión. Estoy más contento conmigo mismo por haber esperado a tomar mi determinación sin basarla en el miedo y el terror por las consecuencias de la enfermedad. En el momento que tomé la decisión de no hacer la cirugía, pude imaginarme más claramente lo que podría ser una mejor calidad de salud sin la necesidad de la enfermedad y de la cirugía.

ANSIEDAD, DEPRESIÓN, INSOMNIO

Son muchos los adjetivos o nombres que le podemos dar a un conjunto de síntomas y hallazgos en mi persona, o en cualquier otro ser humano, como respuesta a las consecuencias emocionales y de entendimiento de lo que es nuestra vida. En toda mi existencia, independientemente de cuándo y dónde, siempre he estado expuesto a realidades dentro de mi mente y de mis emociones que han sido agradables o desagradables. Estoy seguro de que muchos de ustedes comparten que en algún momento de nuestra vida hemos utilizado algo para calmarnos, para mejorar nuestro ánimo o para descansar.

Aunque nunca tomé por mucho tiempo productos farmacológicos, y solo ocasionalmente, quizás lo más importante para compartir es que siempre percibí que dentro de mí había una capacidad, al igual que en todos nosotros, para crear realidades más cómodas.

Quizás las hierbas o los suplementos son más armoniosamente recibidos por nuestro cuerpo, y en ningún momento debemos juzgar a los que usan los productos farmacéuticos o los alternativos con el fin de encontrar un mejor bienestar. En muchos casos son completamente necesarios. Un día tomé más conciencia de que si mi diálogo interno cambiaba, podría seguir hablando conmigo mismo no solo más cómodamente, sino también seguro iba a experimentar mejores estados de salud. Darnos cuenta de lo que pensamos y sentimos y de que continuamente nos podemos observar y tomar mejores decisiones en ese diálogo interno, es de primordial importancia en la forma de encontrar una mejor salud mental, espiritual y emocional. Dentro de la innumerable cantidad de pensamientos que a diario y continuamente tenemos, estamos proyectando películas que nos dan la oportunidad para colorear cómoda o incómodamente nuestros pensamientos, nuestras emociones y lo que nosotros en general somos. No basta con darnos cuenta, sino que es también muy importante que tomemos la responsabilidad de que esos son, en ese momento, nuestros pensamientos y nuestros sentimientos, y de que tenemos derecho a dejarlos a un lado y cocrear unos mejores.

Como ven, no describo un episodio, ni varios episodios de ansiedad o de depresión o de insomnio, porque esta es una posibilidad que se da continuamente en el tiempo y el espacio de nuestra existencia, y la cual siempre nos ofrece la oportunidad de cambio para una mejor salud.

Son muchos más los ejemplos y enseñanzas que podría compartir, basados en las experiencias y oportunidades que se me han ofrecido a través de mi vida, pero de ello una de las conclusiones más destacables es la de que nuestro futuro para una mejor salud está cada día más a nuestro alcance. Como dirían los físicos, nuestras probabilidades dentro de las infinitas posibilidades dan una ecuación de realidades más acordes con nuestras decisiones dentro de un infinito, en el que siempre tenemos derecho de algo mejor.

Quizás es bueno en este momento establecer más rigurosamente el significado de lo que es una mejor salud. Todos buscamos un mayor bienestar y es imposible ligar ese bienestar únicamente al de nuestro propio cuerpo físico. Por el contrario, si nuestro estado de conciencia es impregnado por el bienestar con su significado, automáticamente imprimimos una realidad más confortable en nuestro cuerpo físico.

Siempre es posible alcanzar más altos niveles de salud en nuestro cuerpo físico, basados en niveles más altos de bienestar en nuestra manera de ser. Tenemos la capacidad para expandir lo que deseamos como una buena salud. No es el cuerpo físico o la materia la que toma las decisiones, es nuestra capacidad de tomar conciencia la que tiene la calidad para sentir placer, disfrutar, agradecer, tener compasión, y ustedes pueden completar la lista.

Nuestro cuerpo físico no tiene el poder de imaginar, de soñar, solo nuestro más completo ser puede diseñar y decidir una mejor salud y un mejor bienestar. Alrededor de nosotros existen cuerpos físicos que, por más perfectos que los veamos, los seres que los poseen no necesariamente los están disfrutando o apreciando. Por el contrario, existen cuerpos físicos que no cumplen con la norma de lo que el consenso de la realidad considera como perfecto, pero son parte de seres y estados de conciencia con más altos niveles de bienestar y de salud. Como lo he dicho en muchas ocasiones anteriormente, la realidad de la salud está en una continua relación con los estados de conciencia, ya que nuestro cuerpo físico constantemente está escuchando esos cambios permanentes en nuestros estados de conciencia. Este diálogo se hace automáticamente a través de neuropolipéptidos, hormonas, estímulos electromagnéticos y muchos otros cambios que nuestro cerebro y cuerpo realizan en el momento en que nuestro estado de conciencia instantáneamente moldea nuestra imaginación. Para que pensemos más en ello, tomemos conciencia de que nosotros podemos estar a cargo de nuestra imaginación y, por consiguiente, alterar nuestros estados de conciencia para conseguir una mejor salud. Los cambios en nuestra conciencia y en nuestra imaginación están continua y simultáneamente interrelacionados.

Nuestra realidad es sencilla pero compleja, buscamos niveles de conciencia donde se disfruta, en otras palabras, donde se percibe y siente el amor, donde se es el amor y donde amamos. Tenemos la capacidad y la libertad de hacer del cielo un infierno, pero también del infierno un cielo. Dentro de nuestro microcosmos podemos reflejar lo grandioso del macrocosmos, y el entendimiento de este último nos ayuda a darnos cuenta de la magia de nuestro microcosmos. El principio sagrado del arriba y el abajo siempre está a nuestra disposición. Podemos caminar por un sendero donde a los lados encontramos la dualidad, y si lo permitimos, podemos experimentar en ese sendero aquella parte donde la paz, la libertad, lo sagrado, lo divino, y por qué no lo misterioso, nos dan la oportunidad de experimentar la cara más positiva de la moneda.

Hay infinidad de conceptos que nos ayudan a cicatrizar, pero para terminar debo incluir dos más: el de dejar a un lado el pasado, y el de entender el concepto de tiempo de una manera más real, con el fin de que nuestra conciencia más fácilmente pueda concebir imágenes más saludables.

Las emociones son la energía que motiva nuestras actividades y mantiene vivas nuestras creencias. También recordemos que a la par de las emociones existen los pensamientos. Nuestras emociones instantáneamente activan la memoria de nuestro ser, incluyendo las profundas memorias que han sido impregnadas en las células de nuestro cuerpo físico. Estas emociones marcan cambios profundos dentro de nuestro código genético que tienen la posibilidad de expresarse en salud y en enfermedad, dependiendo del medio ambiente de nuestro ser.

Guardamos memorias del pasado, en general de cuando éramos pequeños, adolescentes o aun adultos en desarrollo, y usar ese contenido emocional en el ambiente del adulto no solo nos retrasa en nuestra evolución, sino también da motivo a que ese conflicto de interés proporcione fuentes de lo que llamamos «enfermedad».

No más recordemos las incomodidades y patrones de respuesta que aprendimos en el pasado, y que automáticamente reproducen en nosotros, entre otras, emociones de lástima, culpa, sufrimiento, memorias de miedo, inseguridad, dolor emocional. Nuestro cuerpo no solo las recibe, sino que las siente como sensaciones. Estas sensaciones representan cambios y reacciones bioquímicas y electromagnéticas en nuestras células. Desafortunadamente, esas sensaciones incómodas son agua sucia en nuestro cuerpo. Para conseguir una mejor salud, es necesario que hagamos un proceso de conciencia para poder clarificar y trascender esa agua sucia. Clarificarla no solo nos da la oportunidad de recuperar nuestro estado de salud, sino que, automáticamente, nos proporciona un estado de salud más abundante y agradable. Aun las emociones positivas del pasado retrasan nuestro proceso evolutivo; es necesario que las actualicemos y las hagamos más positivas y halagadoras.

Debemos tomar responsabilidad de lo que sentimos, de lo que pensamos, de lo que somos en general, para poder desactualizar las experiencias del pasado. En otras palabras, al dejarlas a un lado, al perdonar, podemos cocrear un contenido emocional más positivo y una mejor salud. Instantáneamente se nos ofrece más seguridad, paz, capacidad para confiar, para disfrutar y muchos otros niveles de energía más altos que cimientan automáticamente estados más evolutivos y de mejor salud.

La otra realidad que debemos hacer más consciente durante el proceso de cicatrización es que, aunque vivimos en una realidad de tiempo y espacio, la realidad más real es la de no tiempo y de no espacio o no local, y esa es la realidad más real de nuestro propio ser. Un ejemplo de esto son nuestros propios sueños. Ellos se desarrollan en una realidad que no es local, que es real mientras soñamos pero que se desvanece en el momento que despertamos en esta realidad de tiempo y espacio. La cicatrización, al igual que nuestro crecimiento, no se hace en el tiempo o en el espacio, se hace en un instante y en ese instante el tiempo cronológico no existe. Ilustrémonos más en el ejemplo que representa el dolor de la pérdida de un ser querido; ese dolor puede conducir a enfermedad debido a lo que representa el contenido emocional en las células de nuestro cuerpo. Para muchas personas, ese espacio de tiempo puede ser de horas o menos, de días, meses, o años, pero para otras parece que nunca se fuera a terminar.

Dentro de la realidad interna de nuestro ser, esas horas, esos días, esos meses, esos años o lo que consideramos que nunca se termina, no tienen validez. Cuando en un instante nos despojamos de ese contenido emocional, la cuantificación del tiempo deja de tener significado. En otras palabras, no es necesario esperar a que pase el tiempo para poder encontrar la cicatrización. En cualquier tiempo y espacio podemos hacer la vivencia necesaria con el fin de hacer los cambios que nos conducen hacia una mejor salud.

El tiempo y el espacio siempre están a nuestra disposición, nosotros somos los que tenemos la capacidad para cuantificar y calificar lo infinito, y todo lo posible. Tenemos el privilegio de ser cocreadores. Podemos continuar más conscientemente el proceso de nuestra autococreación. A nuestra disposición y a nuestro poder de decisión están innatamente impregnados más altos niveles de salud. Es importante que despertemos, pero también es importante que reconozcamos que el despertar es autoproporcionado por el hecho de formar parte de una divinidad superior, que nos quiere incondicionalmente y de la cual somos semejanza.

No hay nada que podamos hacer para conseguir ese amor incondicional ni nada que podamos hacer para perderlo. Este don está con nosotros, ha estado y siempre va a estar a nuestra disposición, para que lo abracemos y lo hagamos más real; en otras palabras, para que lo autoapropiemos en el despertar y con toda la ayuda necesaria que está a nuestro alcance.

Siempre existe algo mejor, no algo perfecto. La perfección no existe, quizás lo perfecto es ser imperfecto. El universo, la divinidad o como quieran nombrar a ese ser superior del cual formamos parte con todas sus cualidades, siempre nos ofrece la respuesta más apropiada para la evolución hacia una mejor salud.

En otros pasajes de mi vida y en busca de una mejor salud, he optado por recibir más ayuda de tratamientos alternativos, sin quitarle méritos, cuando es necesario, a las formas tradicionales de medicina. Siempre me recuerdo a mí mismo que como humano soy limitado, aun si expando mi conocimiento. Ha sido mi deseo elegir algo más fácil y natural. Durante todas estas travesías por encontrar mejores ayudas para disfrutar una mejor salud, he podido comprobar que, independientemente de la técnica, los principios de conciencia arriba mencionados siempre tienen su validez. La forma cambia, pero el contenido y el contexto de nuestra existencia y, por consiguiente, de nuestra salud, son más eternos.

Ustedes podrán decir que estas decisiones que he tomado durante mis oportunidades para cicatrizar y que los beneficios que he obtenido fueron porque estudié medicina. En parte tienen razón, pero, por favor, no desestimen sus capacidades. Al igual que cualquiera, nosotros tenemos la misma capacidad para pensar, sentir, decidir, imaginar, disfrutar y ustedes continúen la lista. Nacimos en la igualdad y vamos a morir reflejando esa misma igualdad, independientemente de nuestra vestimenta. Cuando nos «desnudamos», podemos hacer una mejor decisión en salud. Aunque la forma de nuestros recursos es diferente en cada uno de nosotros, la verdad es que tenemos el mismo poder y libertad para crear nuestra realidad.

Vivimos las únicas, diferentes e incómodas realidades de nuestra vida, incluyendo las enfermedades, no porque seamos estúpidos, incapaces, menos o más, sino debido a nuestra inocencia de encontrar niveles más altos, más confortables, libres y sagrados que continuamente buscamos en lo profundo de nuestra alma y de nuestro espíritu. Hay infinidad de páginas web disponibles para nosotros, pero de las cuales todavía somos ignorantes o, como arriba mencionamos, inocentes.

La vida es mágica; nuestra salud es parte
de la vida; nosotros somos parte de la magia:
vivamos nuestra magia.

V
QUIÉNES SOMOS Y HACIA DÓNDE VAMOS

A través de nuestra travesía por el infinito vamos
descubriendo nuestra verdadera realidad

P odemos decir que siempre nos podemos identificar como pacientes en busca de algo mejor. Cada uno de nosotros no solo es nuestro paciente más importante, sino que somos el paciente eterno y único que va más allá de la ilusión creada en el tiempo y el espacio. Aun en aquellos momentos donde la enfermedad y el dolor no existen, nuestra intención va a estar dirigida a ayudar a cocrear en nuestro paciente un bienestar y una mejor salud, donde la enfermedad y el dolor se convierten en más ilusión. En ese entonces, la ilusión de la enfermedad y el dolor van a ser una memoria más o una historia perdida dentro de una realidad de mayor placer.

Independientemente de si hablamos de la ilusión creada en el tiempo o en el espacio, o de la ilusión más real de nuestro ser que no es local, nuestro propósito fundamental es el de encontrar siempre más bienestar. Bienestar a todo nivel, bienestar trayendo un futuro mejor a este presente y, en este caso, un futuro de mejor salud.

Para poder darnos cuenta de quiénes somos y hacia dónde vamos, hay necesidad de volvernos sobre nosotros mismos. Al entrar en esa parte interna de nuestro ser no solo vamos a reconocer lo eterno e infinito que somos, sino también el poder que tenemos sobre nuestra existencia. El poder que tenemos para autococrearnos.

Cuando hablamos de bienestar, es el bienestar físico el que quizás nos llama más la atención, pasando desapercibido que la parte física de nuestro ser no puede experimentar ese bienestar en sí mismo y aisladamente. Al contrario, es nuestra conciencia la única parte de nuestro ser que es capaz de experimentar ese bienestar. Paradójicamente, también podemos tener conciencia de lo que creemos que es nuestra conciencia. Además, tenemos la capacidad de llegar a ser más conscientes de lo que en este momento podemos imaginarnos, y después siempre va a existir algo mejor. ¡Qué maravilla!

En nuestro cuerpo físico tenemos un permanente aliado que continuamente nos manda señales de lo que llamamos «salud» y «enfermedad». Esos mensajes están a nuestra disposición para hacer de ellos una realidad de bienestar más apropiada. Estos mensajes son de primordial importancia, y ustedes pudieron tener contacto con ellos cuando leían los ejemplos de enfermedades descritos en los capítulos anteriores. Estos mensajes necesitan una discusión bien detallada para que podamos entender mejor el beneficio que podemos obtener, pero por ahora permítanme profundizar más en lo que nuestra parte física representa para nosotros. La parte física o material de nuestro ser, en realidad no es física ni es material, es fisiológica, bioquímica, es energía, es una realidad electromagnética y algo más etéreo. Más aún, dentro de lo más profundo de nuestro cuerpo físico somos vibraciones, somos luz y, en última instancia, somos un espacio inteligentemente vacío que es ilimitado. Los libros sagrados siempre nos recuerdan ese espacio vacío como la nada de donde brotó la creación.

Afortunadamente, las explicaciones de la física cuántica en los últimos cien años nos ayudan a cambiar los conceptos newtonianos y, por consiguiente, a entender el significado de lo que llamamos «material» o «físico», en forma diferente. Este cambio nos da la oportunidad de experimentar más tangiblemente la realidad y el poder de nuestro ser. A través de una nueva percepción de nuestra realidad física o material, encontramos la posibilidad de moldear una realidad de mejor bienestar. En la nueva realidad, la materia deja de ser sólida y llega a ser tan moldeable como lo es la realidad de nuestros pensamientos, sentimientos y conciencia en general.

Aunque la realidad es diferente para un fisiólogo, un físico, un bioquímico, un psicólogo, o alguien más, lo importante es entender que esa percepción y ese moldeamiento dependen de la forma en que tomamos conciencia. De acuerdo con los nuevos conceptos físicos para entender la realidad, lo material se vuelve inmaterial y nosotros dejamos de ser observadores para convertirnos en participantes. Estamos conquistando más y más la superstición del materialismo.

La historia cambia, somos diferentes, nuestra percepción ha cambiado, los principios de la física de Newton al igual que el pasado se desactualizan. La filosofía de Descartes ha dejado de ser absoluta. Nosotros, como nuestro principal paciente, cambiamos, somos relativos y absolutos al mismo tiempo, lo que llamamos «bienestar» es diferente, pero en última instancia, lo importante es que nosotros cada día más nos damos cuenta de que somos dueños de nuestra propia realidad. En otras palabras, existo y, por consiguiente, puedo pensar y decidir mi realidad y mi salud.

Cuando nuestros cinco sentidos, al igual que nuestra imaginación y aquellos sentidos más sutiles como el sentido de movimiento sin movernos, el sentido de nuestra visión sin utilizar nuestros ojos, el de la solidez sin tener que tocarla con nuestro cuerpo físico, y otros, se amplifican y se purifican, tomamos más conciencia de la oportunidad de percibir una mejor realidad de bienestar. La forma de percibir nuestra realidad llega a ser más sutil y diferente, y, por consiguiente, nuestro nivel de conciencia, que es intangible, va a ser más tangible y más real. Medimos nuestra realidad con los instrumentos que percibimos, incluyendo los cinco sentidos, nuestras creencias, nuestras actitudes, nuestras decisiones, nuestra voluntad, la imaginación y los sentidos más sutiles o del alma, entre otros. Si refinamos estos instrumentos con los que medimos la realidad, podemos darnos la oportunidad no solo de poder entender la realidad de lo que somos en forma diferente, sino también de hacer la realidad diferente, en este caso, más saludable.

Cuánto hemos evolucionado y cuánto más hay por evolucionar. Las posibilidades de bienestar de nuestro paciente no solo se han expandido, sino también las maneras de ser diferentes y con un mayor bienestar se hacen más asequibles.

Como traté de mencionarlo arriba, la realidad física depende de la representación que de ella tengamos en nuestra conciencia. A la representación física le damos el significado de ser materia, pero aun así no deja de ser más que la representación de una de las formas que toma nuestra conciencia. Es como si la conciencia se condensara en materia en ese momento, y nosotros nos enajenáramos. De todas formas, no solo le podemos cambiar el significado a la realidad física, sino que, en el momento que cambiamos el significado, cocreamos una nueva realidad.

Introduzcamos dos conceptos fundamentales en la toma de conciencia que nos ayudan a darnos cuenta de lo que somos y hacia dónde vamos: la energía y la información; en otras palabras, la atención y la intención, que son fundamentales para poder encontrar mejores niveles de conciencia. Tenemos la capacidad para encontrar un mayor bienestar, y es nuestra atención y nuestra intención hacia lo que queremos experimentar, lo que nos ayuda a despertar no solo a mejores niveles de bienestar, sino también a darnos cuenta de que tenemos la capacidad de reprogramarnos.

Aunque todo lo anterior resulte difícil de entender, cuando estamos enfrentados a una enfermedad, sea física, mental, emocional o espiritual, lo importante es reconocer que tenemos la capacidad para darnos cuenta de que la realidad de lo que llamamos «enfermedad» es solo una parte de la infinidad de percepciones que podemos experimentar. Son nuestra genuina atención y nuestra genuina intención de curarnos, las que van a ayudarnos a encontrar lo que deseamos, y las que van a mostrarnos los medios para llegar a ello.

En el momento de toma de conciencia de un mejor bienestar, corremos el velo de nuestras limitaciones y abrimos espacio para una realidad con más poder y salud. La forma como medimos, como experimentamos nuestra realidad, se hace más extensa y abundante y, por consiguiente, la realidad que vivimos intrínsecamente también se hace más extensa y abundante. En otras palabras, ampliamos lo que somos y lo que podemos llegar a ser.

Profundicemos en estos conceptos. Nuestro cerebro tiene la capacidad de múltiples posibilidades, pero no todas las estimulaciones que percibimos a través de los sentidos llegan a la corteza del cerebro. Estas estimulaciones se han cancelado, disminuido o aumentado principalmente, en gran proporción, en los lóbulos temporales antes de llegar a la corteza cerebral, debido a nuestros condicionamientos, que han creado diferentes vías de acceso. En otras palabras, nuestros condicionamientos o memorias automáticamente nos están ayudando a crear lo que nosotros llamamos «nuestra realidad». Esas memorias dan lugar a representaciones profundas de energía que condicionan nuestras células y crean vías por donde la luz o las señales electromagnéticas se desplazan hacia el cerebro. De todas las posibilidades que tienen nuestros sentidos para percibir la realidad cuantificada en bits, solo un pequeño porcentaje llega a nuestro cerebro debido a nuestras limitaciones, incluyendo las limitaciones de nuestro condicionamiento.

A la corteza cerebral llegan las representaciones de lo que hemos percibido a través de los sentidos. Estas representaciones o símbolos no son más que actividades electromagnéticas en nuestra corteza cerebral. Es algo misterioso, que va más allá del cerebro, quien concibe las imágenes y la tangibilidad de la realidad de esas imágenes. A esa parte le podemos dar el nombre de «mente» pero, aun más, esa mente está influenciada por más altos niveles que forman parte de nuestro ser como son nuestra conciencia, nuestra alma, nuestro espíritu y también nuestra divinidad. Para completar en parte estas explicaciones, recordemos que el proceso de percepción no es lineal, es circular, es complejo y sincrónico.

Aun si es difícil conceptualizar esta información, intuitivamente podemos darnos cuenta de que la realidad no solo es relativa, sino también única, que no somos observadores, sino participantes, y que la realidad de una mejor salud está a nuestra disposición, no más allá de lo que podemos alcanzar con nuestras manos.

Somos los dueños de nuestra propia realidad y, por consiguiente, de nuestro propio bienestar. Este bienestar existe para todos, en todas partes y en todo lugar, lo podemos encontrar en cualquier parte e incluso en nosotros mismos. Cada uno de nosotros tiene la oportunidad de alcanzar ese bienestar dentro de la individualidad de lo que cada uno de nosotros representa. Somos iguales pero no lo mismo.

La interpretación de los estímulos que llegan a la corteza cerebral es algo misterioso, majestuoso, milagroso y místico. Esa parte de nosotros que interpreta esos estímulos también forma parte de lo misterioso, majestuoso, milagroso y místico que es nuestra realidad. Quien interpreta esos estímulos es el que está a cargo de la atención y la intención de nuestras decisiones o, en otras palabras, de la energía e información de nuestras experiencias. Ese que interpreta se limita en ese momento, pero intrínsecamente tiene la posibilidad de navegar en lo ilimitado y en lo infinito de nuestra realidad.

Por un momento, hagamos una pausa de esta complejidad a la que hemos llegado y reafirmemos que entender las explicaciones arriba mencionadas no es necesario para encontrar un mejor bienestar. Estas tienen únicamente la finalidad de dar credibilidad y explicar algo en forma diferente y profunda para el que lo necesita.

Nuestro poder es misterioso y existe dentro de uno misterioso y más grande que podemos llamar Dios. Al tomar más conciencia de nuestro propio poder disminuimos el que le damos a la enfermedad, e instantáneamente nos permitimos tener la posibilidad de cocrear más altos niveles de bienestar.

Cuando nuestros estímulos llegan al cerebro, allí no hay imágenes, solo hay destellos de luz representados en actividad electromagnética, o sea que nuestra realidad depende de lo que nosotros hagamos de esa luz. La interpretación de esta luz forma parte de nuestro poder y es experimentada por más altos y complejos niveles de nuestro ser que van más allá de nuestro cuerpo físico. Cuando interpretamos esos estímulos de luz en la corteza cerebral, automáticamente concebimos nuestra realidad e intrínsecamente la posibilidad de más altos niveles de salud y de bienestar. Ese algo misterioso y místico que soy yo, y que interpreta esos estímulos, es el que automáticamente crea las imágenes y lo tangible de lo que nosotros creemos que es real.

La actividad electromagnética que llega a nuestro cerebro está parcialmente limitada no solo por la capacidad de nuestros sentidos, sino también por nuestro condicionamiento, pero son también nuestra imaginación, nuestras creencias, nuestras actitudes, nuestras decisiones y nuestros otros sentidos más sutiles, entre otros, los que pueden moldear, disminuir o aumentar esa actividad electromagnética. Para decirlo de otra forma, tenemos la capacidad para crear e interpretar nuestras imágenes de acuerdo con nuestra genuina atención e intención para crear una mejor salud.

Todo esto que trato de explicar científicamente, simplemente tiene el objetivo de ayudarnos a comprender que los procesos mentales tienen la capacidad de restaurar los desbalances de nuestro cuerpo físico. Recordemos que cualquier proceso mental a través de las imágenes que creamos, instantáneamente produce un cambio en nuestro cuerpo físico. Tratar de disecar estos procesos, algunas veces complica el resultado final de entendimiento, es como cuando soñamos: en ese momento es real, pero cuando tratamos de describirlo, la magia se pierde.

En el pasado le hemos dado un concepto rígido y absoluto a lo que llamamos «material», aunque el mensaje siempre ha existido dentro de nosotros, la ciencia moderna nos ayuda a corroborar la flexibilidad y la intangibilidad de lo material. La física cuántica nos confirma de todas las posibilidades que tenemos para crear y también nos ilustra de que nuestras probabilidades de materializar nuestros deseos solo se actualizan en el momento que le ponemos atención.

Con el fin de actualizar nuestro concepto de lo que somos, debemos por un momento poner atención en otro concepto que, aunque nos ha beneficiado, es necesario también renovar para abrirnos las oportunidades a ser diferentes y encontrar mejores horizontes en salud. Me refiero al método científico. No podemos seguir engañándonos, debemos aceptar las limitaciones de la experimentación científica, que realiza sus conclusiones basadas en observadores neutrales, que nunca son posibles. Recordemos que nosotros somos participantes, no observadores de nuestra realidad. Nuestra realidad es un holograma. Parte de lo que somos es lo que la ciencia o método científico nos ha enseñado. Lo que llamamos «ciencia» o «método científico» nos habla de la necesidad de ser imparciales y observadores, y esto, aunque tiene sus beneficios, no es cierto a la luz de los nuevos descubrimientos de la física moderna, y también nos limita y nos dificulta las posibilidades de una mayor salud y bienestar. Podemos llegar a encontrar mejor salud siempre y cuando aceptemos las limitaciones de los resultados de las experiencias obtenidas a través del método científico, y le demos más valor a nuestra capacidad para cocrear nuestras verdades, incluyendo la validez de las experiencias científicas.

Hemos ideado, a través de la historia, la necesidad de las experiencias científicas con el fin de poder entender y estar más a cargo de nuestra realidad. Tenemos la fortuna de que últimamente nos hemos dado cuenta de que somos solo nosotros los que estamos creando nuestra realidad, incluyendo lo que llamamos «ciencia» o «método científico».

De nuevo, permítanme reforzar mi mensaje que, para encontrar una mejor salud, no tenemos necesidad de este complejo entendimiento. Estas descripciones solo tienen la finalidad de ayudarnos a algunos de nosotros a reencontrar el poder que tenemos, no solo de crear un mejor bienestar, sino también una mejor realidad. Espero también haberles ayudado a reforzar la capacidad que tenemos para moldear lo que creemos que es material, en la misma forma como podemos moldear lo que creemos son los pensamientos, los sentimientos y otros aspectos de nuestro ser. Somos participantes activos que instantáneamente creamos nuestra realidad en el mismo momento en que participamos.

Ya nos estamos dando cuenta de que el proceso de toma de conciencia que define nuestra realidad y nuestra salud es mucho más complejo de lo que parece, pero al menos saquemos la conclusión de que la realidad de bienestar o enfermedad está en todo momento a nuestra disposición.

La mentira necesaria que hemos vivido en el pasado, que nos proporcionó un mundo físico inflexible y denso, empieza a ser parte de la flexibilidad y la lucidez que podemos cocrear con nuestra conciencia, con nuestras nuevas creencias, con nuestras nuevas actitudes a través de una voluntad renovada, teniendo a disposición nuestra disciplina, gratitud, felicidad y gozo; ustedes pueden completar la lista.

Entre más estemos a cargo de todas esas herramientas y energías que tenemos a nuestra disposición, incluyendo el amor y de las arriba por ustedes mencionadas, nuestro papel de cocreadores se hace mucho más real y tangible. Nuestro bienestar se hace más asequible, nuestro sufrimiento, dolor, lástima, miedo, rabia, y ustedes completen la lista, se hacen mucho más lejanos y menos reales. La posibilidad de cocrear lo que deseamos, la posibilidad de ser lo que deseamos ser, se hace más cercana y posible. Digo cocrear porque la realidad nunca se termina y, paradójicamente, siempre se continúa expandiendo, aunque misteriosamente ya fue creada por ese ser infinito que es la totalidad y que llamamos Dios. Somos creados en la imagen de Dios y, por consiguiente, tenemos la misma capacidad para imaginar y cocrear. Somos un pedazo de Dios buscando crecer y encontrar más la semejanza e imagen de nuestro Dios.

Por ese mismo don de la creación, somos únicamente nosotros quienes nos podemos dar cuenta de lo infinitos que somos, de lo diferentes que podemos ser y de lo grande que podemos alcanzar. Espero que nos demos cuenta de hacia dónde vamos, que también es infinito y maravilloso. Siempre vamos cicatrizándonos hacia un mejor bienestar. El universo conspira para que nosotros alcancemos esas verdades y depende de nosotros el que lo oigamos. Tenemos a nuestra disposición todo lo que es necesario para llegar a ser parte de un universo de mayor bienestar. En otras palabras, tenemos más poder de lo que creemos o nos imaginamos. Tanto la salud como la enfermedad nos dan la oportunidad de reencontrar ese poder.

Aunque también somos limitados, nuestras limitaciones son puertas a realidades mucho más amplias, caemos en la enfermedad pero podemos levantarnos y erguirnos elegantemente ante la magia, y lo incomprensiblemente abundante y delicioso que puede ser nuestro futuro. No somos perfectos, pero dentro de nuestra próxima experiencia siempre tenemos la oportunidad para algo mejor y para poder reafirmar la confianza en nosotros mismos. Las puertas del futuro se hacen más amplias y más luminosas, y en ellas vamos a encontrar mayor bienestar.

Tenemos la capacidad de hacer real lo que percibimos, lo que sentimos, lo que pensamos, lo que creemos, y también tenemos la capacidad de cambiar y darnos cuenta de que podemos ser diferentes dentro de un campo donde todo es posible y nunca se termina. Entre más evolucionemos, más podemos reflejar e irradiar el entendimiento y luz de nuestra evolución. Nuestra luz se hará más brillante, porque va a provenir más directamente de esa fuente inagotable que llamamos

Dios. Mas nos vamos a dar cuenta de que podemos no solo planear un mejor futuro, sino también editar un pasado.

Hay una parte dentro de nosotros que está asociada con lo etéreo y lo intangible y a ella la hemos señalado como nuestro cuerpo espiritual. Buscamos bienestar tanto para nuestro cuerpo físico como para nuestro cuerpo emocional y mental, y obviamente, el espiritual. Necesitamos nutrir este último. Las diferentes culturas a través de sus eternos principios de sabiduría nos enseñan cómo hacerlo. La meditación, el yoga, la reflexión, el servicio, la solitud, la expansión de nuestro conocimiento, la contemplación son algunas de las más comunes. Estamos ansiosos de un mejor bienestar para nuestro ser, y buscamos continuamente más altos niveles dentro de él. Todos estos niveles están íntimamente ligados y nuestra voluntad y amor permean a través de esa travesía eterna. Debemos entender que estos niveles son solo descriptivos, son parte de lo que hemos decidido explorar, pero todos ellos existen en el mismo momento, espacio y realidad. En este mismo momento estamos tomando decisiones para nuestro próximo destino. Si tomamos más conciencia de la capacidad para ir a ese lugar o destino, podemos ir hacia un mejor lugar, y, por lo tanto, podemos decidir un mejor destino.

Nuestro ser lo dividimos para poder entenderlo mejor. La permeabilidad y función de nuestro amor a través de los diferentes compartimientos, constantemente se expande y busca una conjugación en el amor de la divinidad. Dichosamente, podemos reconocer quiénes somos. Darnos cuenta de ello, de dónde provenimos y hacia dónde vamos como pacientes, es para siempre. El misterio de nuestra realidad nos señala que siempre va a haber algo más real, posible y acorde con nuestras decisiones y aspiraciones. La búsqueda de una mejor salud siempre nos presenta la oportunidad para elegir una realidad de más libertad y reconocimiento por lo sagrado de la creación.

Siempre hemos existido y vamos a existir. El concepto de paciente es simplemente una expresión que nos ayuda a recordar la necesidad de entendernos, de apreciarnos y de querernos. Lo grandioso, místico, majestuoso, milagroso y misterioso que representamos puede ser recordado y expandido entre más intimidad, compasión y ternura tengamos por nuestro propio paciente.

En capítulos posteriores vamos a hablar con más detalle de lo que podemos ser, aun lo no imaginable, de lo que va más allá de lo posible y lo cual tenemos derecho a despertar. Nuestra travesía es infinita e inmortal, añorando siempre un mayor bienestar. Tenemos derecho a despertar a la realidad infinita e inmortal de nuestro ser, tenemos derecho a despertar a mejores realidades, a un futuro de más satisfacción y de mejor salud en el cual no solo reeditamos, sino también apreciamos más nuestro pasado.

Somos lo que nos damos cuenta y lo que no nos podemos imaginar, vamos en busca de un inagotable mayor bienestar. Nuestra meta va más allá de lo que concebimos como infinito, y tanto allá como aquí podemos alcanzar siempre un bienestar que nos satisfaga. Somos eternos y somos todas las posibilidades.

Permítanme resumir: nosotros somos el común denominador, nosotros cocreamos nuestra realidad. *Cocrear* quiere decir: lo creamos con Dios, quien ya lo creó todo, incluyendo el futuro y lo que llamamos lo no creado.

Nosotros hacemos lo que está a nuestra disposición con nuestra mejor intención, pero el resultado final depende de nuestro Dios, quien conoce qué es lo mejor para nuestra realidad. En otras palabras, nosotros planeamos, decidimos con la mejor intención, pero nuestro Dios sabe cómo hace las cosas y Él nos entrega la experiencia necesaria para nuestro próximo proceso de cocreación.

Aplico estos conceptos no solamente cuando hablamos de experiencias en salud, sino también en cualquier otra experiencia de nuestra existencia.

*Viajamos por el infinito y nuestros senderos cada
día se hacen más fáciles y armoniosos.*

VI

SOY EL PACIENTE ETERNO

Somos imagen de Dios-Diosa y,
por consiguiente, somos para siempre.

E s importante reafirmar el entendimiento de que en cada uno de nosotros, y en todo momento de nuestra existencia, somos pacientes en la búsqueda de un mayor bienestar. Aunque continuamente nos estamos actualizando, lo podríamos hacer más pronto si tomamos conciencia de nuestro poder.

Estamos buscando nuevos estados de conciencia que encierran mayor bienestar, más alegría, optimismo, éxito, aplomo, seguridad, placer, confianza, la experiencia de lo sagrado, libertad, gratitud, la inmortalidad, lo infinito, y ustedes continúen la lista.

Quizás, la única palabra que posiblemente pueda encerrar todas estas cualidades de mayor bienestar es la que todo el mundo añora y que hemos encapsulado con el nombre de «amor». Amor es un sentimiento, un estado de conciencia; es un estado de ser en el que continuamente somos amor, se nos ama y estamos amando. Este estado de conciencia va más allá de la descripción, y su realidad es permanentemente confirmada a medida que somos más conscientes de su realidad. El amor es la única y verdadera razón, fundamento y posibilidad de existencia. Siempre hemos buscado esta realidad, cualquier decisión en nuestra vida tiene esa finalidad. Aunque esto nos parezca una utopía, hacer suficiente cualquier estado de amor intrínsecamente nos proporciona una experiencia llena de plenitud, de gratitud y de lo maravilloso.

Cuando se llega a ser un pedazo del amor, se es más acorde con la realidad, con la verdad de la creación, con la divinidad y con aquello que indescriptiblemente tratamos de simplificar con el nombre de «Dios-Diosa».

Dentro de la sencillez, dentro de la simplicidad con la cual podemos describir lo que es la vida, existe la complejidad. En esa complejidad, aunque paradójicamente podemos ser menos que un grano de arena dentro de todas las posibilidades, conservamos nuestra totalidad y nuestra individualidad, nuestro sentido de ser y nuestra plenitud. Entre más nos demos cuenta de la complejidad, de lo que somos, más encontraremos la sencillez que refleja en nosotros la imagen de lo que es Dios-Diosa.

En cualquier forma que hablemos de nosotros como paciente eterno, podemos encontrar un mejor entendimiento de nuestra eternidad y lo infinito de nuestro ser. Cuando en los pasajes de nuestra vida las circunstancias reflejan lo contrario del bienestar, podemos experimentar la desarmonía. «Enfermedad» es otra manera de expresar esa separación de lo que he mencionado arriba con el nombre de «amor». Nuestros cuerpos experimentan esa falta de armonía, y si persistimos en ella, la enfermedad se hace más consciente. Desafortunadamente, cuando la enfermedad física existe es más difícil tomar responsabilidad por esa parte indeseable de nuestra creación.

Dentro de los regalos que Dios nos da, el más precioso es el de ser responsables, no culpables, de cualquier parte de nuestra creación. Quizás no directamente hemos creado esa situación indeseable de enfermedad, pero sí la hemos permitido. En ese mismo momento de enfermedad, opacamos nuestra existencia y se nos hace menos posible recordar, vivir y experimentar la realidad de bienestar que siempre estamos deseando.

En el trauma o la telenovela de nuestra vida siempre buscamos un mejor bienestar. Este bienestar se hace siempre más imperativo en las dificultades, en los escollos y en el desbarajuste que la enfermedad nos proporciona. En el momento que tomemos responsabilidad y aceptemos que somos los creadores, dueños directa o indirectamente de nuestro no estado de bienestar, tomamos más conciencia de nuestro poder y de nuestra posibilidad de cambio. No solo es necesario experimentar la incomodidad de la enfermedad, es indispensable que aceptemos la responsabilidad de lo que hemos creado o manifestado. Nuestra responsabilidad no solo debe ser hacia lo incómodo e indeseable, sino también hacia el bienestar que experimentamos debido a nuestro condicionamiento. La responsabilidad nos da la posibilidad de retomar el poder de conciencia que tenemos para alcanzar algo mejor.

Cualquier estado de conciencia conlleva cambios sutiles de nuestro cuerpo físico, nuestra atención está continuamente explorando, experimentando o aventurando experiencias y dentro de ellas experimentamos un sentido de ser. Cualquiera que sea el resultado de nuestra experiencia, intrínsecamente refleja los cambios electromagnéticos, químicos, energéticos, o de lo material en general, que son automáticamente impresos y expresados en lo que llamamos «cuerpo físico».

A través de nuestra existencia experimentamos estados de conciencia con significados de bienestar y de no bienestar. Hacemos diferentes oficios en la vida y dentro de ellos colocamos reglas y protocolos, pero nos olvidamos que somos nosotros los que creamos la forma, el contenido y el contexto. Desafortunadamente, nos olvidamos de que nosotros somos los autores y la autoridad de nuestra existencia. En el correr de la vida incluimos la culpa como un arma de defensa, pero nos olvidamos que nosotros no solo somos el abogado que defiende o el que acusa, sino que somos, al mismo tiempo, el juez y el jurado de nuestra existencia.

Recuerdo un incidente durante un periodo muy estresante en mi carrera como obstetra y ginecólogo. Se me acusó y condenó por no seguir los protocolos de la práctica médica en un paciente. Aunque en última instancia, la madre y la hija experimentaron normalidad después de una honesta pero controvertida decisión durante el parto, lo importante para recalcar es que los sentimientos de incomodidad que abundaron durante esas múltiples experiencias vividas alrededor de este incidente, dejaron huella en mi salud. Aunque el tiempo probó que las decisiones que tomé ante las estresantes circunstancias del momento fueron las más apropiadas, el hecho es que esta experiencia en mi vida como médico, me proporcionó los elementos de juicio necesarios para, en última instancia, poder hacer de mi experiencia algo más saludable. Al actualizar el contenido emocional y el significado de la experiencia, la salud se beneficia.

Cada uno de ustedes puede traer a colación cualquier otra experiencia en la cual ante la desesperación de las circunstancias nos olvidamos de ver, de sentir y de palpar el cuadro más grande, pero principalmente el saber y conocer que somos nosotros los dueños y señores de ese panorama.

Nuestras emociones, sentimientos, sensaciones en nuestro cuerpo, percepciones de nuestra familia y de nuestra sociedad, nos dan la oportunidad para tomar más responsabilidad, no solo con nuestro cuerpo físico, sino, en general, con lo que nuestra vida representa. Continuamente nuestro sistema inmunológico se está expresando en nuestra salud, dependiendo del significado que le damos a nuestras experiencias. Si le damos más autoridad a nuestra existencia en el momento que tomemos más responsabilidad por la concepción, percepción y realización de nuestras decisiones, podemos estar más a cargo de nuestra salud. El hecho de aceptar nuestro papel como paciente eterno expande nuestro sendero y lo hace más apetecible. Dentro de nuestra realidad humana no debemos olvidar nuestras relaciones con nuestro cuerpo físico, con la forma como lo nutrimos y movemos y, en general, la forma como tratamos ese vehículo que nos da la oportunidad de experimentarnos como humanos.

En nuestro paso por la eternidad, siempre se nos ofrece la oportunidad de estar más a cargo de nuestra realidad. Independientemente de la falta de armonía que experimentemos, siempre podemos reevaluarla a nuestro favor. Tenemos la capacidad para dejar a un lado o perdonar, para editar las memorias y para evocar y hacer más real lo interesante y lo constructivo. Podemos hacer del infierno un cielo, somos los alquimistas de nuestra realidad.

Dependiendo del efecto negativo o positivo de las experiencias de nuestra vida, tanto en los casos más palpables o de vital importancia, como también en aquellos más desapercibidos o de menor importancia, es necesario que reconozcamos que nuestra percepción no solo crea la realidad, sino también nos ofrece la oportunidad para cocrearnos en forma diferente. Tenemos poder sobre el bienestar y la enfermedad, somos nosotros los que a través de nuestra intención y atención, continuamente, y aun sin darnos cuenta, estamos creando la escultura de nuestra realidad.

A las enfermedades se les han dado muchos nombres, y constantemente se les darán muchos más con el fin de que podamos entenderlas y comunicar su significado. Desafortunadamente, esos nombres y significados pueden llegar a ser dogmas con un futuro catastrófico que dificultan más el paso hacia un mayor bienestar. Por ejemplo, en el caso que a alguien se le diagnostique cáncer, el significado puede ser muy dañino para ese paciente. Podemos continuar con la misma o diferente terminología, siempre y cuando entendamos que son simplemente formas. Aun la forma, pero principalmente el contenido y el contexto de lo que es enfermedad, bienestar, y de lo que es nuestra trayectoria por la eternidad, siempre van a depender de nosotros. Siempre vamos a poder trascender tanto las experiencias positivas como las negativas en algo más superior y que está más de acuerdo con lo libre y sagrado de lo que hemos concebido como amor. Recordemos que tenemos poder sobre nuestras decisiones, aunque no tenemos poder sobre el resultado, pero sí podemos tomar responsabilidad por lo que hagamos con él. El resultado nos lo proporciona la infinita sabiduría del universo que siempre nos protege. La próxima etapa siempre va a depender de nosotros y el resultado posterior nos da la oportunidad para no solo darle el significado, sino de nuevo desear y esperar lo mejor en el continuo proceso de cicatrización.

En mi eternidad de ser el paciente eterno, siempre voy a cuidar de mí mismo. Aun Dios cuando cuida con amor todas las infinitas realidades, intrínsecamente y al mismo tiempo está cuidando de sí mismo.

Existimos aun si no nos damos cuenta de que somos los diseñadores, los arquitectos, los constructores de nuestra realidad. Si tomamos más responsabilidad por nuestra conciencia, más sutilmente podemos cambiar nuestros cuerpos y nuestra programación. Al tomar más responsabilidad por nuestra eternidad adquirimos más confianza y lo etéreo se hace más manifiesto en nuestra realidad. Lo etéreo es primario a nuestra actividad electromagnética y esta actividad, a su vez, es primaria a los cambios en nuestras partículas subatómicas.

En capítulos anteriores hablamos de que no podemos seguir considerando la materia y lo físico como algo denso. Dentro de los nuevos conceptos de la física cuántica, lo material es tan intangible, como los sentimientos y pensamientos que continuamente le están dando significado a lo material.

Cuando nuestro cuerpo físico está en desarmonía, es de primordial importancia que reflexionemos y miremos dentro de nosotros hacia lo que sentimos, pensamos y en general lo que somos. Eso que está dentro de nuestro ser es más real que lo físico, ya que no solo lo manifiesta, sino que nos da la oportunidad para experimentar más altos y verdaderos niveles de conciencia. No está de más repetir que es muy importante que nos demos cuenta de que nosotros somos creencias y actitudes, somos lo que pensamos y lo que sentimos, tenemos el poder de la voluntad, la libertad de decidir; tenemos a nuestra disposición la felicidad, la gratitud, y muchas otras energías más. Dentro de los reinos de la naturaleza, incluyendo el animal, somos los únicos que tenemos la capacidad de autocambiarnos y autoprogramarnos. Somos el computador más perfecto, somos el que lo crea y diseña, tenemos la capacidad de experimentar el amor y dentro de ese amor la capacidad de divertirnos cicatrizando. Nuestro corazón es el marcapasos de nuestra existencia.

En nuestro paso por la eternidad como seres de conciencia es realmente importante que ejerzamos el poder fundamental y de esencia que nos hemos dado de ser conciencia, para poder experimentar nuestra existencia. Dentro de las múltiples posibilidades de existencia de un ser eterno, existimos nosotros como seres de conciencia. Independientemente de la clase de experiencias que decidimos tener, nuestra intrínseca capacidad para dar sentido y alcanzar algo mejor siempre está a nuestra disposición. Este regalo de mi Dios-Diosa que hemos aceptado de ser conscientes, debemos hacerlo cada día más consciente. Dentro de lo incómodo o cómodo que en este momento representemos, una nueva toma de conciencia, especialmente a nivel emocional, siempre nos puede proporcionar realidades de mayor satisfacción y salud. Como ustedes ya lo pueden concebir mejor, nuestra trayectoria a través de la eternidad siempre prevé la posibilidad de un mayor bienestar, y aunque es la enfermedad la que desafortunadamente nos llama más la atención, es simplemente una diferencia de actitud y de enfocar la que nos puede ayudar a palpar y vivir el bienestar, en lugar de la enfermedad, con más atención.

El bienestar también encierra placer, felicidad, autoconfianza, autovalor, autoestima, gozo y sentido del humor, y todo eso está al alcance de nosotros, en cualquier momento de reflexión. Continuamente vivimos nuevas experiencias y dentro de cada una de estas nuevas experiencias tenemos la oportunidad para autonutrirnos y autoalimentarnos, y, por consiguiente, alcanzar un mejor bienestar.

Cada vez que crecemos, en nuestro ser reconocemos una mejor autoestima y un mayor poder de autoridad dentro de nosotros mismos. Si en ese momento le ponemos atención a nuestro cuerpo físico, a nuestras células, podemos reconocer en ellas que metafóricamente la autoestima, el poder y la autoridad también se representan. Esa nueva forma como percibimos nuestro cuerpo físico y nuestras células, tiene una representación tangible y material en ellas. Es importante que reconozcamos esa relación estrecha de cómo el significado sublime de nuestro ser se expresa en nuestro cuerpo. Las enzimas, las hormonas, el código genético, el sistema inmunológico están continuamente oyendo esos mensajes. Si afinamos nuestra atención, podemos darnos cuenta de que el cuerpo a nivel más profundo también nos está dando mensajes. Estos, ya sea que vayan de la parte misteriosa, sublime, intangible de nuestro ser hacia el cuerpo físico, o desde las entrañas de nuestro cuerpo físico a nuestra conciencia, solo tienen la finalidad primordial de darnos razones para nuestra realización, donde encontramos un mayor gozo o mayor bienestar en nuestra vida.

En el próximo capítulo voy a hacer hincapié en cómo aprovechar las experiencias positivas con el fin de profundizar nuestra cicatrización. La enfermedad ha sido parte del lema de nuestra historia, estamos acostumbrados a que necesitamos del dolor para crecer, para fortalecernos y para tener un mayor bienestar. Afortunadamente, estos dogmas están cayendo en desuso; la paz, la libertad, el amor y la felicidad están llegando a ser más necesarias para crecer, para fortalecernos y para tener un mayor bienestar. Tenemos la libertad de borrar más y más de nuestra conciencia la necesidad de dolor, sufrimiento y enfermedad.

La paz, la felicidad, la libertad y el amor nos proporcionan condiciones más atractivas para encontrar una mejor salud. Vivimos en una era excitante donde tenemos la oportunidad para cambiar rápidamente dogmas, y pasados paradigmas de nuestra existencia, incluyendo los dogmas y paradigmas de lo que fue la sociedad y la humanidad. Podemos actualizarnos a una mayor velocidad. Si miramos profundamente estos conceptos, nos damos cuenta de que no tenemos que esperar que alguien más, incluyendo los líderes, haga los cambios. La libertad y la alegría de tomar el derecho al poder de nuestra responsabilidad es quien nos va ayudar a proporcionar el cambio dentro de nosotros. Ese cambio se va a reflejar automáticamente en un mayor bienestar en nosotros, en nuestra familia, en nuestra sociedad y en nuestra humanidad. Somos nosotros los líderes, empecemos a tomar más conciencia del liderazgo que tenemos, para tener más responsabilidad en la autocreación de nuestro ser.

Dentro de nosotros existe lo que llamamos «nuestro ser», lo que llamamos «familia», lo que llamamos «sociedad», lo que concebimos como «humanidad», lo que siempre podemos llegar a entender como «eterno». Tomando conciencia y haciendo los cambios necesarios dentro de todo esto que representamos, podemos paradójica, mágica e instantáneamente hacer los cambios necesarios para nuestra felicidad, tanto en nosotros como en aquello que está fuera de nosotros. Desafortunadamente, hemos concebido como separado aquello que está fuera de nuestro cuerpo, en lugar de entenderlo como una extensión de lo que somos y como parte de la totalidad que representamos.

Entre más nobleza, benevolencia, generosidad, humildad, alegría, euforia, espacio, tiempo y otras más deseadas cualidades abunden en nuestro ser interno, más maravillosas realidades de salud y bienestar vamos a poder disfrutar en nuestro ser externo.

Dentro de nuestro ser interno, como aquel que tenemos la tendencia a separar y que consideramos externo y no como una extensión de nuestro verdadero ser, siempre vamos a crear nuestra realidad de acuerdo con la evolución de nuestra conciencia, hasta que en un momento, más allá de lo que podamos imaginar, decidamos ser otra forma de vida diferente a lo que llamamos «conciencia». Todas las posibilidades de existencia están a nuestra disposición y tenemos la libertad de experimentarlas como parte de nuestros infinitos pasajes por la eternidad. En ese momento, también continuamos siendo eternos y seguimos buscando mejor bienestar y salud.

Somos el paciente eterno, pero además somos los cocreadores de ese paciente. Imaginemos la riqueza y la abundancia, al igual que el bienestar y la salud, que podemos encontrar cuando nos hallemos enamorados de todas esas infinitas posibilidades que no van más allá y no son más que nosotros mismos.

Aunque las posibilidades son infinitas y para siempre, el ser suficientes, estar satisfechos y saber que hay algo más, también forman parte de esas infinitas posibilidades. La satisfacción y la plenitud inherente al ser suficientes, al estar contentos y al saber que hay más dentro de la eternidad, siempre están a nuestra disposición.

Cuando evaluamos nuestro presente estado de salud, siempre podemos darnos cuenta de que estamos mejor y existe algo que todavía lo es más. Tomemos conciencia de las razones por las cuales estamos mejor. Si las buscamos, ellas siempre están a nuestra disposición. Seamos positivos. Ayudémonos a ser más positivos y reales. Cuando se nos pregunta cómo estamos, aun si la respuesta es: «Estamos maravillosamente bien», recuerde que siempre existe un campo de mayor salud. Lo más apropiado de la respuesta sería: «Estoy mejor». La experiencia de ese «mejor» debe ser plena y suficiente, y con el conocimiento de que hay algo posteriormente más fácil y más agradable. Siempre podemos ser los cocreadores de más amor, y, como ya lo pueden concluir, esto nos ayuda instantáneamente a experimentar un nivel de mejor bienestar en el paciente eterno que existe en cada uno de nosotros. Aunque estoy maravillosamente bien, la verdadera realidad es que siempre hay algo mejor.

La aprobación o desaprobación
de lo que percibimos representa la realidad
de lo que somos.

VII
NUESTRA CICATRIZACIÓN

El disfrutar más nuestras experiencias conlleva
intrínsecamente el cambio necesario para la cicatrización
de cada uno de nuestros cuerpos.
Cuanto más consciente sea nuestro disfrute,
más abundante será nuestra cicatrización.
El camino hacia nuestra cicatrización siempre se hace
más liviano, más fácil y más lleno de alegría.

Cuando hablamos de cicatrización pensamos en nuestro ser; cuando pensamos en nuestro ser y profundizamos en el significado de lo que somos, nos encontramos con la posibilidad de la totalidad. Nos damos cuenta de que aunque todo está inmensamente ligado, también todo puede estar inmensamente separado. Somos únicos y diferentes en la armonía, y aunque esa armonía tiene un significado muy único y especial para cada uno de nosotros, también debemos tomar conciencia de que hay armonía más allá de lo que imaginamos. En otras palabras, lo que podemos llegar a ser y, por consiguiente, nuestra cicatrización, siempre está a nuestra disposición.

Somos lo pequeño y lo grande; el error y la aceptación; el pecado y la santidad. Somos lo negativo y lo positivo. Somos la sombra que todo obscurece, pero también la luz que siempre brilla más. Somos la armonía, la separación, la complejidad que cobra sentido en la incondicionalidad, y aun en nuestra dualidad. Podemos extendernos más dentro de las metáforas, paradojas, analogías y símbolos de lo que somos, de lo que representamos, pero quizás lo más importante para destacar es que nuestra cicatrización, nuestra salud, al igual que nuestra falta de bienestar, no solo son complejos, sino también forman parte de la complejidad de nuestra existencia. Así como podemos darle sentido a la sencillez y a la simplicidad mediante la dualidad, debemos reconocer que nuestra realidad también puede dar sentido a la aceptación de la complejidad y a la sincronicidad de las decisiones que tomamos, con el fin de experimentar la plenitud de la salud o de la enfermedad.

Nuestro nivel de conciencia forma parte de nuestro complejo estado mental, y este es un continuo estado de ser que representa lo que somos. Si reflexionamos por un instante cuando tomamos conciencia de lo que estamos percibiendo, incluyendo lo que es nuestra existencia, automáticamente concebimos que esa percepción y, por consiguiente, esa forma de existir es nuestra realidad. En otras palabras, continuamente estamos creando nuestra realidad dependiendo del grado de percepción de la que disponemos en ese momento. «Si nos lo imaginamos, ya los somos», parece disparatado, pero lo que percibimos es lo que creemos que es nuestra realidad, a menos que nos demos cuenta de que podemos concebir algo diferente y, por consiguiente, la totalidad de nuestro ser no solo representa nuestro nivel de cicatrización, sino también es nuestra cicatrización en sí misma. Entre más lleguemos a ser, más se expande nuestra realidad.

Nadie ha podido encontrar en nuestro cerebro nuestra imaginación, nuestros miedos, nuestra capacidad para decidir, para disfrutar, para amar. Quizás hemos podido demarcar las áreas del cerebro donde están más concentradas las células, la química, la fisiología, la actividad electromagnética y otras formas de describir nuestra realidad cerebral, pero en ningún momento en el cerebro encontramos esa representación de nuestro ser y de nuestras decisiones. Hay algo más que va más allá del cerebro a lo que podemos llamar mente, y que excede el consenso de la realidad presente, que nos lleva a darnos cuenta de nuestra realidad, tanto la material como la espiritual. Dentro de nosotros siempre existe alguien que nos escucha.

Nuestros sentidos, tanto los externos como los internos, perciben vibraciones; estas llegan a nuestro cerebro en diferentes formas, dependiendo de cómo las describamos. Cada uno de nosotros tiene una forma única de interpretar esas vibraciones de luz, y en ese mismo instante, no solo creamos el significado, sino también lo concreto de nuestra realidad. Nosotros transformamos esa vibración de luz en algo concreto que llamamos «material», y al mismo tiempo, le adjudicamos su significado.

Dirán ustedes qué complejo es entendernos, y, por consiguiente, qué compleja es la cicatrización. Aunque complejo pero no complicado, sencillo o simple, lo importante es que nos demos cuenta de que somos nosotros los que creamos nuestra propia realidad, nuestro propio bienestar o la incomodidad.

Al aceptar y tomar la responsabilidad de que nosotros creamos nuestra propia realidad, podemos reencontramos con el poder que siempre hemos buscado y dentro del cual podemos alcanzar niveles más superiores de conciencia, que son asequibles para todos nosotros. Dentro de esos niveles de conciencia encontramos seguridad, felicidad, eternidad, todas las posibilidades que ustedes se están imaginando y pueden llegar a imaginar. Todo esto significa menos enfermedad y, por ende, más salud.

La energía y la resonancia de lo que encierra lo más preciado y precioso dentro de lo que buscamos se nos hacen más disponibles. Esa misma resonancia no solo nos da la capacidad de crear algo mejor, sino que intrínsecamente crea una fisiología o funcionalidad más apetecible que conduce a una fotosíntesis de un cuerpo material más saludable.

Cuando nosotros hablamos de un cuerpo físico saludable, es también importante extender esos beneficios de salud a la parte física que va más allá de nuestro cuerpo, incluyendo todo lo físico que nos rodea. De esta forma, no solo nos hacemos más completos, sino también nos ayudamos a permitirnos recibir más salud de las diferentes formas y posibilidades físicas que existen a nuestro alrededor.

Nuestra cicatrización podemos empezarla en cualquier lugar del círculo en el que podemos representar nuestra realidad. Empieza donde termina y termina donde empieza. Todas las posibilidades están dentro de ese círculo y la eternidad forma parte de él. Más que un círculo es un espiral. En esos infinitos y preciosos momentos que el círculo encierra, y donde podemos tomar más responsabilidad por lo que pensamos, sentimos y creamos en general, nuestra realidad se vuelve más consciente y, por lo tanto, más a nuestra disposición.

Como lo hemos dicho, nosotros percibimos vibraciones a través de los sentidos de nuestro cuerpo y de nuestra imaginación, y a través de ellos creamos imágenes de las luces que estas vibraciones representan en nuestro cerebro. Estas imágenes están intrínsecamente relacionadas con nuestro espíritu, nuestra alma, nuestras creencias y actitudes, nuestra imaginación, nuestras emociones y con todo lo intangible que somos. Independientemente de cómo lo hagamos, nuestras imágenes siempre tienen el sello o estampa de nuestra huella digital. Nosotros, quienes percibimos, quienes somos, vamos más allá de nuestro cerebro, formamos parte de aquel que escucha lo que escuchamos, de aquel que siente lo que sentimos, de aquel que ve lo que vemos; en general, no solo tenemos la capacidad de percibir lo que percibimos, sino que vamos más allá de lo imaginable y de lo no imaginable.

QUÉ PODEMOS HACER PARA MEJORAR NUESTRA SALUD

Las posibilidades que tenemos para mejorar nuestra salud son infinitas y únicas, dependiendo de lo único y diferente que cada uno de nosotros somos. Solo voy a hablar superficialmente de unas pocas formas que, si las entendemos mejor, nos van a ayudar a encontrar un mayor bienestar físico, mental, emocional y espiritual.

1. **Vibraciones:** «Nuestra realidad vibra tangible y metafóricamente. Continuamente buscamos más sincronización con las vibraciones del universo».

Como arriba lo mencioné, continuamente nuestro cerebro está recibiendo vibraciones que llegan a través de nuestros sentidos físicos, desde lo no material o intangible que somos. Podemos purificar las vibraciones que entran en nuestro cerebro ayudando a que nuestros sentidos, tanto físicos como los que nuestra imaginación posee, perciban sensaciones más placenteras. Aunque somos limitados en la forma como físicamente percibimos, podemos hasta cierto punto amplificar nuestro rango de percepción física, y también tenemos la capacidad mental, menos limitada, para expandir las percepciones de nuestra imaginación. En otras palabras, podemos ampliar la calidad y la cantidad de vibraciones que llegan a nuestro cerebro y, por consiguiente, la calidad y cantidad de nuevas imágenes. Podemos recrear imágenes de mejor bienestar.

Aunque creemos que estas decisiones para mejorar nuestras vibraciones y crear mejores imágenes requieren un poder que va más allá de lo que conocemos, y que lo podríamos hallar dentro de lo subconsciente o inconsciente de nuestro ser, la única verdad es que continua y automáticamente lo estamos haciendo. Lo cierto es que, ahora más que antes, tenemos la capacidad para hacer más consciente lo que hemos llamado poder del subconsciente o inconsciente. Ganamos más poder cada vez que tomamos más conciencia de nuestra realidad. Más conscientemente podemos estar a cargo de la profundidad de nuestro ser. El arte en general, la música, la poesía, la filosofía nos pueden ayudar a recrearnos más libre y sagradamente.

2. **Recondicionamiento:** «Nuestros pasajes pasados y futuros se hacen indistinguibles cuando a nuestra voluntad editamos la película de nuestras vidas».

Podemos recondicionarnos y, por ende, abrir nuevas conexiones en el cerebro para que la representación de lo que percibimos se haga más amplia y saludable. También tenemos que expandir el concepto y la calidad de lo que somos, de aquel que percibe, llamémoslo como queramos: energía, conciencia, espíritu, alma, para crear una realidad más llena de bienestar. Nuestra imaginación juega un papel primordial en esta nueva toma de conciencia.

Cicatrizamos al hacer más vivos los colores que percibimos, al hacer más agradables las melodías, al permitir que la comida acaricie el paladar, al permitirnos sensaciones más agradables en nuestro cuerpo en general; al despertar sensaciones de relajamiento, abundancia, libertad y placer, y también al dejar permear dentro de nosotros los aromas y fragancias que nuestra imaginación puede encontrar dentro de lo más profundo de nuestro ser, y ustedes pueden completar la lista. Podemos cicatrizar mejor y más rápidamente entre más vivamos en plenitud cualquier instante de nuestra vida. Repito, estas sensaciones llegan al cerebro como vibraciones de luz. Nuestro condicionamiento no permite que todas las vibraciones que se inician en los sentidos lleguen al cerebro, pero podemos recondicionarnos para que estas, cuando lleguen, lo hagan en forma más abundante y armoniosa.

Podemos dejar las trabas, las resistencias, las máscaras y el cinismo del pasado y, de esa forma, ser más libres y saludables. Tuvimos necesidad de todas esas resistencias, máscaras y terquedades dentro del proceso de sobrevivencia al cual nos expusimos, pero es tiempo de dejar a un lado el pasado y hacer de este presente el futuro que siempre hemos anhelado. Cuando estos cambios se realizan, con más claridad y más abundancia, las vibraciones llegan al cerebro y se tornan más disponibles en niveles más altos de cicatrización. Hemos liberado vías de comunicación hacia la corteza cerebral, las cuales debido a nuestro pasado fueron bloqueadas en nuestro cerebro medio. Cambiamos nuestra percepción, nuestras imágenes y, automáticamente, cambiamos nuestro bienestar.

Cuando cambiamos nuestra percepción, podemos conseguir realidades más vivas, deliciosas y abundantes, y en ese momento volvemos a empezar en el círculo el eterno proceso de la creación hacia mejores realidades. Tenemos la capacidad de dirigir nuestra atención y, por consiguiente, tenemos la capacidad de percibir nuevas y saludables realidades.

En otras palabras, la purificación de nuestros procesos de reflexión e introspección también nos ayudan a refinar nuestro bienestar. Tenemos la capacidad de tomar más conciencia de la evolución de nuestra conciencia y, por ende, de adquirir más poder para crear nuestra propia realidad.

Por más brillante que haya sido nuestro pasado, siempre existe algo mejor que solo podemos experimentar si nos desocupamos de ese pasado y abrimos nuestro ser a las más brillantes oportunidades que el futuro de todas las posibilidades nos ofrece.

3. **La genética:** «Nuestros ancestros o antepasados existen en la eternidad y somos parte de ellos».

A veces nos excusamos de no tomar conciencia de mejores estados de salud y bienestar debido a la rigidez que le damos a la expresión de nuestros genes. Recordemos que, a través de la historia, son las condiciones ambientales las que han sido responsables por los cambios genéticos, con el fin de conseguir un mejor estado de adaptación.

Debemos continuar el cambio del concepto de rigidez que le hemos dado a los códigos genéticos, por tendencias que son moldeadas por las experiencias a las que somos expuestos. Cuando experimentamos esos códigos genéticos a la luz de las tendencias y no en la rigidez, tenemos más autoridad para decidir una mejor forma de expresión de ese código genético.

Nuestro ambiente, al que permanentemente estamos expuestos, no tiene que ver solo con la nutrición, el ejercicio, con el aire que respiramos, con las saunas, los masajes, con el agua que tomamos, con el sol que recibimos, y otras experiencias más que nos ofrecen los cinco elementos de la naturaleza, sino también con nuestro estado mental, con nuestras experiencias emocionales y espirituales.

Afortunadamente, nuestras experiencias en este mundo contemporáneo son mucho más rápidas, abundantes e intensas y, por consiguiente, los cambios en las tendencias genéticas se pueden llevar a cabo más velozmente, sin la necesidad del tiempo que tuvimos que esperar en el pasado.

Si quieren sentirse más reconfortados con el concepto de lo que el cambio de la rigidez por las tendencias genéticas representa, reflexionen por un momento en los gemelos idénticos, que aunque tienen un mismo código genético, la expresión de esos genes es muy diferente como respuesta a sus únicas y especiales experiencias. Los inmigrantes también expresan sus genes en forma diferente, dependiendo de su origen y del lugar a donde han emigrado.

Podemos referirnos a este tema con más detalle, pero no es el motivo principal del mensaje en este libro. Para terminar, con motivo de un mayor y profundo entendimiento, volvamos nuestra atención a nuestros estados de conciencia y démonos cuenta de que lo que profesamos como nuestra verdad es simplemente una forma de comprender la realidad, es una forma de conciencia, la cual aceptamos como creencia. Esta creencia está íntimamente ligada al consenso de la realidad, pero recordemos que este también forma parte de lo que nosotros creemos. En otras palabras, tenemos tanto o menos poder dependiendo de lo que anhelamos y de la forma como profundamente deseamos que sea nuestra salud. Todas nuestras creencias, incluyendo lo que conocemos como consenso de la realidad y la necesidad de controlar esa realidad, están intrínsecamente relacionadas con lo que somos e influyen continuamente en el condicionamiento y expresión de nuestros genes.

Para terminar este tema de la genética, permítanme dejar para la reflexión los siguientes interrogantes: ¿es el medio ambiente el que condiciona nuestros genes? ¿Es la forma como pensamos y sentimos la que hace los cambios en nuestros genes? ¿Son los genes los responsables por nuestro cuerpo físico, por lo que pensamos y sentimos? Podríamos preguntarnos: ¿qué es primero el huevo o la gallina? Si recordamos que somos creados a imagen y semejanza de Dios y que continuamente nos expandimos en la eternidad, podemos entender mejor que dentro de cada uno de nosotros existe la capacidad para cocrear, para ser lo cocreado y para experimentar el proceso de la cocreación. En otras palabras, la posibilidad del huevo y de la gallina existe dentro de nosotros al mismo tiempo.

4. **Imaginación**: «En el pasado me expuse a experiencias donde mi capacidad de imaginar fue menospreciada, con el fin de que posteriormente me pudiera dar cuenta de que fui yo el que lo estaba imaginando».

Continuamente utilizamos nuestra imaginación sin tomar conciencia del poder que tenemos de imaginar. Podemos imaginar tiempos, espacios y lugares, y también podemos imaginar la calidad de esos pasajes. Aun si volteamos nuestra imaginación hacia lo que queremos imaginar, la forma, el contexto y el contenido de esa imagen es diferente para cada uno de nosotros.

Soñamos, nos imaginamos y cuando estamos en ese sueño, esa es nuestra realidad. Solamente cuando despertamos nos damos cuenta de que esa realidad estaba en la imaginación. Quién no puede decir que cuando despertamos de ese sueño, sea el sueño diurno o nocturno, simplemente lo que hemos hecho es un cambio en la escenografía que todavía continúa siendo parte de lo que crea nuestra imaginación.

Si por un momento cerramos los ojos, todo desaparece, todo queda en la imaginación, pero aun así sigue siendo real dependiendo de la realidad o condensación que le demos a esas imágenes.

Cuando soñamos, alteramos nuestros procesos fisiológicos, químicos, electromagnéticos y otros, en nuestro cuerpo. Entre más reales hagamos esos sueños utilizando nuestra atención e intención, en otras palabras, nuestra energía y nuestra energía en formación, o información, más podemos alterar nuestro bienestar.

Soñar fantasía, y dentro de esa fantasía, podríamos soñar o vivir realidades en diferentes tiempos y en diferentes espacios, pero por ahora sintamos por un momento el poder de nuestra imaginación para conseguir nuestra cicatrización.

La imaginación, al igual que cualquier otra herramienta de la que disponemos, es parte de nosotros y nosotros podemos moldearla y enriquecerla. Cuando visualizamos y meditamos, creamos mundos de mensajes para nuestra cicatrización, y, como lo dije arriba, se inician y producen cambios en cada uno de nuestros cuerpos, tanto el físico, el mental y el emocional, como el espiritual.

Con nuestra imaginación podemos cicatrizar directa o indirectamente nuestras vibraciones, nuestra genética, nuestro recondicionamiento, y mucho más, a través de visualizaciones que a nuestra voluntad queramos cocrear. Si en ese momento no estamos capacitados para crear esas imágenes, podemos fertilizar el campo para que esas imágenes posteriormente florezcan. Al visualizar nuestros cuerpos, nuestras energías físicas, al sentir y vivir dentro de nuestra imaginación más cómodas realidades mentales y emocionales, podemos crear un mejor bienestar. Al estar más en contacto con nuestra imaginación, podemos darnos cuenta de aquel bienestar que se imagina y, por consiguiente, podemos tomar más conciencia del poder, la infinidad, la eternidad, la invisibilidad, lo indestructible, y muchas otras cualidades de nuestro ser superior y eterno, que ya tienen todo el bienestar deseado.

Nuestra imaginación tiene tanto poder que es capaz de vaciar todas la imágenes del pasado para abrirle campo a todas aquellas que deseamos en un futuro de mejor bienestar. Le quitamos poder a nuestra imaginación en el pasado y le asignamos más poder a la racionalidad y a lo que fuimos condicionados, sin darnos cuenta de que todo estaba dentro de la imaginación y éramos nosotros quienes nos lo estábamos imaginando.

5. **La espiritualidad**: «Nuestra máxima verdad es la espiritualidad, dentro de ella existe lo concebible y lo no concebible».

Es tiempo de tomar más responsabilidad con la totalidad de lo que somos, incluyendo nuestra espiritualidad, nuestra relación con Dios-Diosa con el fin de cicatrizar hacia niveles de más salud y bienestar.

Somos creados a imagen y semejanza de Dios-Diosa, por lo tanto, tenemos todos sus atributos, incluyendo la capacidad para autocrearnos y poder cocrear mejores realidades de bienestar.

Nuestra espiritualidad compagina todas las experiencias religiosas que podamos imaginarnos. Esta es muy personal, al igual que cualquier forma de realidad o de bienestar. Continuamente estamos en relación con lo que creemos es Dios-Diosa. Podemos decir que nuestra espiritualidad es inherente a nuestro ser. Aun el negar la existencia de esa relación forma parte de nuestra espiritualidad.

Al hacer de nuestra espiritualidad una experiencia más consciente, podemos aumentar nuestro poder para crear una mejor salud. Dios-Diosa es incondicional, nada podemos hacer para ganar o perder esa incondicionalidad de bienestar, y la posibilidad de una mejor salud incondicionalmente está a nuestra disposición.

Nuestra capacidad para tomar conciencia nos da la oportunidad para darnos cuenta de nuestra espiritualidad, y muchos otros conceptos que he incluido con el propósito de entender más nuestra cicatrización. Somos seres espirituales que tienen la capacidad de tomar conciencia y, por ende, de experimentar mejores estados de salud.

Como lo hemos mencionado anteriormente, la imagen de lo que somos va más allá de las luces, de nuestras vibraciones y las imágenes creadas de esas vibraciones. La luz que se forma en nuestro cerebro al percibir a través de los sentidos es simplemente el sustrato para la percepción e imaginación de algo que es más real, aunque intangible y sutil, pero con la posibilidad de algo que es infinito y siempre permeado por el amor de la creación.

Si nos damos cuenta de que somos algo más allá de lo que es la parte física, podemos comprender que esta es simplemente una ilusión, creada dentro de algo más real que es intangible, sutil, posible, infinito y lleno de amor.

Dentro de este mundo espiritual, tenemos infinidad de experiencias. Estas experiencias tienen la capacidad de crear cualquier realidad, incluyendo el significado de lo intangible e iluso que es lo material.

Estas formas de conciencia que van más allá del tiempo y del espacio están constantemente creando nuestra realidad, aun si no nos damos cuenta. A estas formas de conciencia tenemos la capacidad de darle vida, calor, de ponerle atención, de escucharlas, sentirlas y desplazarlas en el tiempo y el espacio. Dentro del proceso evolutivo de nuestra conciencia utilizamos más los sentidos sutiles y nuestra atención va más dirigida al contenido y al contexto que a la forma de nuestra realidad. La nueva toma de conciencia, que es más espiritual, nos brinda más flexibilidad para nuestro recondicionamiento. Podemos viajar en el tiempo y en el espacio con el fin de poder dejar en libertad energías que hemos ahogado, desafortunadamente, debido a nuestra inocencia.

Con estas nuevas herramientas de nuestra espiritualidad, podemos hacer de nuestras memorias tanto pasadas como futuras nuevas experiencias y cimientos más estables para un mundo mejor. Nuestro juicio se hace más positivo, y el autocastigo lo cambiamos por el autoamarse. En otras palabras, nuestra espiritualidad continuamente nos está ofreciendo posibilidades y experiencias para un mayor bienestar.

Con la evolución de nuestra conciencia, nuestra atención se dirige más hacia lo positivo, hacia lo real. Recordemos que vivimos en un mundo de dualidad y que, desafortunadamente, la espiritualidad ha tenido tendencia a ser dogmática y negativa, en lugar de universal y positiva, y muchas veces basada en la culpa y el castigo. Aunque estos conceptos son solo posibilidades dentro de los infinitos estados de conciencia, desafortunadamente, la colectividad los ha aceptado como dogmas al no darnos cuenta de que tenemos la capacidad para decidir, para encontrar verdades que encierran un significado más positivo de lo que es el amor. El marcapasos de nuestra vitalidad, incluyendo la que tenemos en nuestras decisiones y emociones, al igual que en todas las actividades electromagnéticas de nuestro cuerpo, no está localizado en el cerebro, sino en el corazón. Es el corazón el que le da la información al cerebro eléctrica y metafóricamente para que automáticamente traduzca lo que nuestro estado de conciencia representa. Es la actividad eléctrica del corazón la que define el ritmo de la actividad eléctrica de nuestras células.

Muchas veces revivimos el pasado y lo proyectamos en el futuro. Recreamos el dolor, y con ello la enfermedad, como parte de una espiritualidad de culpa, miedo, castigo y sufrimiento que necesita ser renovada. Desafortunadamente, muchas veces vemos virtud en el dolor como parte de la espiritualidad que profesamos. Debido a una espiritualidad caduca e inadecuada, subconsciente o inconscientemente, nos autocastigamos con dolor a través de padecimientos o simplemente recibiendo la incomodidad de la necesidad de culpa, sufrimiento y otros sentimientos negativos que han sido inherentes a los conceptos religiosos. Nos autocastigamos antes de que alguien nos castigue.

En un futuro que ya está llegando, se nos va a dar la oportunidad para encontrar razones de percepción que están más de acuerdo con la verdad incondicional para algo mejor y más saludable, que siempre ha estado a nuestro alcance y que forma parte de la verdadera realidad de lo que es nuestra alma, nuestro espíritu y nuestra divinidad.

A través de la historia hemos vivido experiencias de conciencia que, aunque diferentes y únicas, han sido las más apropiadas para ese momento dependiendo de nuestro nivel de conciencia. Ahora más que antes podemos darnos cuenta de que el momento de la experiencia cada día se hace diferente, y las posibilidades para cocrear algo más saludable van a estar más a nuestra disposición.

Dentro de toda experiencia de conciencia, sea de lo que llamamos pasado, presente o futuro, siempre podemos tomar responsabilidad por esa realidad. Dentro de un proceso de mayor profundidad, podemos hacerla más propia, entenderla, perdonarla o dejarla a un lado y crear una mejor. Cuando la película se ha cambiado en su contenido y en su contexto, automáticamente la forma también cambia. Nuestra energía se hace diferente; nuestra resonancia, fisiología, nuestra función o papel que desempeñamos en esta realidad, y aquello que llamamos «material», se manifiestan en una forma diferente. Nuestras células se sincronizan de manera más saludable y la historia de nuestra vida llega a ser un cuento agradecido que nos da más fortaleza para que nuestra atención se dirija hacia un futuro más añorado. Ese futuro más acorde con la verdad, y como expresión del amor infinito de la divinidad, automáticamente crea un presente mucho mejor y saludable.

El propósito de este libro no es profundizar en la filosofía sobre cómo crear nuestra propia realidad, que es lo que la espiritualidad espontáneamente nos ofrece, pero sí sobre cómo utilizar los principios arriba mencionados, para conseguir una mejor salud.

Para finalizar, volvamos la atención a la exploración de otras formas y conceptos de cicatrización que también nos van a ayudar a conseguir una realidad más saludable.

> *Las experiencias que vivimos en el momento presente son*
> *las más apropiadas, pero al reconocerlas, aceptarlas,*
> *entenderlas y dejarlas a un lado, abrimos la posibilidad*
> *para nuevas experiencias con un mejor*
> *significado y salud.*

Todos los conceptos arriba mencionados, y los no mencionados, para conseguir una mejor salud forman parte del holograma de nuestra existencia.

Aunque la forma de cicatrizar es única y muy especial, en otras palabras, depende de cada uno de nosotros, es importante discernir sobre otras formas de cicatrizar, diferentes a lo que tradicionalmente estamos acostumbrados y que tienen la atracción para ser más utilizadas en el futuro.

En resumen, podríamos decir que independientemente de la técnica, la forma de cicatrización va a ser más conscientemente permeada por nuestro nivel de conciencia. La energía que se encierra dentro de nuestras creencias, actitudes, pensamientos, sentimientos, deseos y decisiones, y otras herramientas, van a formar parte, en mayor medida, de nuestro nivel de atención que busca una mejor salud. La energía que se encierra dentro de estos nuevos niveles de conciencia va a ser más asequible y disponible en nuestra cicatrización.

Será importante que nos conozcamos más a nosotros mismos. Necesitamos ser más consciente de lo que somos. Aquello que hemos mencionado como subconsciente o inconsciente va a dejar de ser misterioso en la medida que lo hagamos más consciente. En otras palabras, vamos a vivir una relación más positiva con la magia y el poder de los arquetipos del inconsciente, al igual que con los patrones de condicionamiento del subconsciente. Por conveniencia e ignorancia, les hemos apropiado el nombre de subconsciente o inconsciente simplemente por el hecho de que no los hemos podido hacer conscientes. La influencia del subconsciente y el inconsciente siempre van a contribuir en nuestro estado de salud y enfermedad, pero entre más conscientes los hagamos, más poder podemos adquirir para crear una mejor realidad. Aun en las mejores realidades que vamos a crear, la magia del misterio de nuestras vidas y de nuestra cocreación va a continuar siendo parte de nuestra realidad.

Entre más profundicemos en nuestra capacidad para cicatrizar, nos vamos a dar cuenta de que el condicionamiento del pasado está permanentemente influyendo en nuestro presente estado de conciencia y, por lo tanto, en nuestra salud. Aunque ya lo dije, en otras palabras, es importante recalcar que entre más dejemos a un lado el significado de ese pasado vamos a poder disfrutar de un momento más fresco y saludable. La lógica de nuestro pasado deja de tener sentido, y la humildad del momento presente se va a regocijar con la energía, la admiración y el esplendor de vivir el momento. Es como ver la magia de la vida por primera vez: se es nuevo, fresco y puro. Las palabras no son capaces de describir lo que existe dentro de esos infinitos momentos de creación que dejan la sensación de la verdad, y en la cual encontramos todas las posibilidades de salud, para siempre.

Vivimos en un mundo de dualidad y tenemos derecho a elegir la cara de la moneda que más nos apetezca. La realidad de la divinidad con su incondicionalidad siempre nos da la libertad para nuestra elección, y ya nos concedió la posibilidad de éxito, alegría y salud, en todo momento y espacio.

Más allá de la dualidad, existen niveles más extensos dentro de la totalidad universal de la que somos parte, aunque, paradójicamente, también somos uno con ella, y dentro de esa totalidad tenemos el derecho de ser más conscientes de nuestra universalidad.

Todos esos niveles más altos de universalidad nos esperan para que fácilmente cicatricemos espiritualmente y, al mismo tiempo, hagamos de nuestra cicatrización algo más tangible, recreando cuerpos emocionales, mentales y físicos más saludables. Nuestros dioses y nuestras diosas ya crearon esos cuerpos de mayor salud, y depende de nosotros hacerlos más conscientes. El futuro contiene todas las posibilidades, incluyendo la de que en cada una de ellas no solo podamos vivir nuestra potencialidad, sino también la realidad de que en cada momento podamos hacer vivencia de lo que anhelamos en forma plena y suficiente, y sabiendo que hay más. En las experiencias podemos hallar «lo suficiente» para poderlas disfrutar incondicionalmente.

En el futuro, las metáforas, las paradojas, las analogías, la pureza del arte, los símbolos, la resonancia de nuestros arquetipos y de otros estados más altos de nuestro ser, entre otros, al igual que los sueños que tenemos en el día y en la noche van a tener un significado, aunque muy único, también mucho más profundo y más saludable. La forma, el contenido y el contexto de la experiencia van a ser enriquecidos por la sustancia de la metáfora, la paradoja, las analogías y el símbolo, y, por consiguiente, las posibilidades de estados más altos de conciencia se hacen presentes. Los milagros van a ser más abundantes, pero también vamos a tener más conocimiento para ampliamente poder continuar la admiración por el misterio y la magia de lo milagroso. Vamos a poder percibir más nuestros sentidos con nuestra imaginación, y con menos necesidad de ayuda de nuestro cuerpo físico.

La relación de causa y efecto, progresivamente, va a conceder más espacio a la resonancia o conjunto de vibraciones que generan una energía. Podemos aumentar esa resonancia cambiando nuestras vibraciones, pero también lo podemos hacer simplemente haciendo contacto con resonancias más positivas.

Estas las encontramos en el universo físico, pero también en el universo mental y espiritual. Están a nuestra disposición, y podemos incluirnos dentro de ellas o permitir que ellas nos envuelvan. De todas formas, llegamos a ser uno con esas formas de resonancia más altas, y podemos vibrar más y automáticamente en una mejor salud.

La sincronización en los periodos menstruales de las compañeras de trabajo, la sincronización que existe en la respiración, en el ritmo cardíaco de las parejas, nos ayudan a entender el poder de la resonancia. Imagínense cómo podemos beneficiarnos de la resonancia de las deidades, de los arquetipos, de los ángeles, de los genios, de lo que admiramos y de aquellos que, aunque no le demos nombre, sentimos, o al menos entrevemos en ellos una posibilidad de estados de salud más agradables, elegantes y amorosos. Todos estos niveles de resonancia están a nuestra disposición en el momento presente.

Estas altas formas de resonancia están a disposición como lo está una pastilla o una inyección, que también tienen el poder de ayudarnos a curar. La luz contiene vibraciones infinitas: una de las formas de vibración son los colores; otras son los tonos, las armonías, los sabores, los aromas y demás sensaciones. Todos las tenemos a nuestra disposición, tanto en el mundo físico como en el mundo mental y espiritual; les podemos dar y sentir el significado más alto que deseamos, y después hay más. La utilización de esos diferentes niveles de vibraciones también va a jugar un papel muy importante en la forma como vamos a cicatrizar en el futuro.

Dentro de la imagen de nuestro cuerpo existen condensaciones de energía donde ciertas cualidades de nuestra espiritualidad están representadas; estas son los *chakras* y también van a ser parte del armamento que podemos utilizar dentro de nuestro proceso de cicatrización.

En la imagen de nuestro cuerpo podemos incluir el cuerpo que es externo a nuestro cuerpo físico, y que también forma parte de lo que es nuestro cuerpo universal. Entre más nobleza, benevolencia, generosidad, amplitud, alegría, euforia, humildad, y otras formas de energía deseadas, incluyamos dentro de nuestros cuerpos, más maravillosas realidades de salud y bienestar vamos a poder disfrutar. Entre más generosidad compartamos con nuestro cuerpo universal, más generosidad vamos a recibir individualmente.

Las formas de cicatrización son infinitas, la diversidad existe, es una panacea, pero a través de mis descripciones simplemente he dilucidado algunas con el fin de ayudarlos a que ustedes elijan la más apropiada: una de estas, una diferente, o una combinación; en última instancia, su elección sigue siendo la única y propia forma que en ese momento necesitan para su cicatrización.

Nosotros somos algo más y algo que va más allá de lo imaginable, somos la totalidad que también está a nuestra disposición. El hecho de reconocer lo que somos significa poder, pero además, el intuir que somos más que eso es también parte de nuestro poder. En el momento que reconozcamos lo que hemos sido, lo que somos y lo que podemos ser, logramos intuir más altos niveles de cicatrización que van más allá de lo que llamamos «conciencia».

Lo he dicho, somos el paciente eterno y somos la conciencia de lo que es ese paciente eterno. Pero repito, somos más que la posibilidad de ser conscientes. Imaginémonos más la riqueza, la abundancia, al igual que el bienestar y la salud que podemos encontrar al enamorarnos de esas infinitas posibilidades que, paradójicamente, somos nosotros mismos.

Los cambios de conciencia, automáticamente, reflejan cambios en nuestro cuerpo físico, mental, emocional, y en aquellos cuerpos que representamos como sociedad o como humanidad. Entre más nos demos cuenta de lo que cada uno de estos cuerpos, incluyendo nuestro cuerpo espiritual, nos representan, más cambios podemos conseguir en nuestra cicatrización. Al mismo tiempo que cicatrizamos nuestro pequeño ser, recíprocamente nuestro más alto ser cicatriza, y entre más ayudamos a cicatrizar a este último, nuestro pequeño ser se beneficia: «Como arriba, abajo».

La calidad del fin está representada en la calidad
de las etapas necesarias para conseguir ese fin,
y dentro de la calidad de esas etapas se
encuentra la calidad del fin.

Somos todas las posibilidades, somos o fuimos la culpa, el miedo, la vergüenza, el dolor, el sufrimiento, pero también cualquier momento nos da la posibilidad de entender que somos la seguridad, la autoridad, el placer, el amor, la abundancia y la salud. Tenemos a nuestra disposición estas y otras altas fuentes de mayor salud. Podemos cambiar nuestras gafas por unas más claras y saludables.

Dentro de los procesos de mejorar nuestra salud, debemos recordar que somos cocreados con los mismos cinco elementos de la naturaleza, y dentro de nosotros, esos elementos están a nuestra disposición para que, literal y metafóricamente, los utilicemos en la transformación hacia una mejor salud. La medicina ayurvédica y otras formas orientales de cicatrización nos ilustran más profundamente en la forma como podemos utilizar estos recursos que la naturaleza nos ofrece.

Aunque parezca que el cambio en el cual encontramos más salud es difícil o complejo, la realidad es que es simple y natural, y siempre está a nuestra disposición.

Hemos hablado de pacientes, de mis experiencias, de quiénes somos, de los niveles y formas de cicatrización, pero no podemos perder de vista que nosotros somos única y exclusivamente los creadores de nuestra realidad. Esto no quiere decir que no existe algo más supremo y superior de lo cual somos imagen y semejanza. Llegamos a ser un poco más de esa divinidad, pero todavía podemos serlo en mayor proporción. La divinidad va más allá de nosotros y tenemos el derecho a llegar a ser parte aún más de esa totalidad. Nunca se termina, pero siempre hay posibilidad para que sea suficiente, satisfactorio y con la creatividad y esperanza de que haya algo más para después. Las posibilidades para un futuro mejor siempre existen.

Cada día veo en mi práctica más actualizada la necesidad de una medicina más holística. Mis pacientes quieren menos procedimientos invasivos, desean menos la forma de medicina tradicional. Buscan más suplementos, reemplazo de hormonas naturales, vitaminas, actividad física, tratamiento con células madres y otras formas de terapia no tradicionales. Todas estas formas pueden convertirse simplemente en técnicas, como lo pueden ser las formas tradicionales de medicina, a menos que permitamos la espiritualidad al igual que la toma de conciencia de nuestra responsabilidad por una mejor salud.

Técnicas más refinadas y menos invasivas dentro de una nueva tecnología van existir en el futuro. Hablamos de los microchips, de la nanotecnología, de la utilización de los cristales, del poder electromagnético, incluyendo el que encierra la música y los colores, de homeopatía, de cirugías menos invasivas, de farmacoterapia y radioterapia con menos efectos secundarios, y muchas más, además de instrumentos más delicados y sofisticados que nos van a ayudar a entender la necesidad de refinar nuestros sentidos y de comprender los hologramas de nuestra existencia. La toma de conciencia, y en general nuestra espiritualidad, la vamos a vivir más plenamente. Nuestra alimentación y nuestros ejercicios van a estar acompañados de mayor plenitud en nuestra mente, en nuestras emociones y en nuestro espíritu. Vamos a vivir nuestra realidad de una manera más íntegra y total, y nuestro cuerpo físico va a colaborar más con nosotros. Vamos a disfrutar más nuestras experiencias y, por consiguiente, vamos a gozar de mayor bienestar.

Independientemente de la técnica, siempre debemos recordar que el valor y el crédito que le damos van a depender de nosotros y, en última instancia, son nuestra voluntad y poder de decisión quienes van a poder acelerar nuestro proceso de cambio. Entre más conscientes y responsables seamos en lo individual y colectivo de nuestra cicatrización, más poder vamos a tener para fácilmente alcanzar altos niveles de salud. Hay técnicas que, para algunos de nosotros, pueden parecer en algunos momentos como las más apropiadas, incluyendo la meditación, el yoga, el tai-chi, los masajes y el reiki, entre otras, pero el crédito, el valor y el éxito dependen de nosotros.

He dejado, para después de estos capítulos, afirmaciones y pensamientos para reflexionar, pero son simplemente guías y principios que cada uno de ustedes, a su debido tiempo, van a expandir. Recuerden que entre más participen con atención, corazón y profundidad, más acelerada va a ser su cicatrización. Cuando trabajamos en este nivel con nosotros mismos, no hay espacio para el cinismo, y la honestidad es de primordial importancia.

Buena suerte en la aventura de vuestra propia cicatrización y recuerden que ya sucedió, recuerden que el sueño ya está hecho y solo tenemos que despertar en una realidad de mejor salud. No hay obligaciones, no hay condiciones, el amor de Dios-Diosa le dice sí a todo lo que queremos hacer.

Si tenemos la energía para crear enfermedad, también tenemos la energía para crear salud. Permitamos recibir nuevas experiencias y la bendición a esas experiencias que Dios-Diosa ya nos proporcionó. Liberemos las energías en las cuales nos hemos sentido humillados, avergonzados, rechazados, traicionados, abandonados, con el fin de que las podamos utilizar de una forma más saludable donde el entendimiento, la comprensión, la intimidad, la cooperación y el amor van a estar presentes.

Dejemos a un lado la lástima, el control y la manipulación; abracemos nuestra compasión, nuestro dominio y nuestra creencia en nosotros mismos. Seamos generosos, cariñosos y nobles. Permitamos el cambio. Dejemos que la salud sea parte de nuestro ser. Dios quiere que disfrutemos de nuestra salud.

Durante todo el transcurso de la cicatrización, recordemos una buena nutrición, preferentemente con alimentos frescos y, sobre todo, con los que la tierra nos ofrece en el lugar donde habitamos en este planeta. Suplementos de buena calidad siempre nos pueden ayudar. Recordemos la necesidad de hacer ejercicio, pero más importante que hacerlo es disfrutarlo, y siempre con moderación. Hidratarnos sin ninguna regla de tantos vasos de líquido al día, pero sí ingiriendo preferentemente agua, de acuerdo con lo que el cuerpo nos está señalando que necesita. El placer de hidratarnos es la brújula que nos da la medida necesaria que requiere nuestra hidratación. Vivir en un lugar donde la naturaleza nos ofrezca más oxígeno también es muy importante, pero de todas formas, ejercicios respiratorios profundos en forma regular son aconsejables.

Recordemos, además, la necesidad de nutrir no solo nuestro cuerpo físico, sino también nuestro cuerpo mental, emocional, y también nuestro cuerpo espiritual. Debemos actualizar nuestras memorias y creencias, nuestros ritos líricos, nuestros mitos y de nuevo apreciar nuestra intrínseca capacidad de siempre volver a cocrearnos en algo mejor.

Cuidemos de nosotros como el más preciado tesoro que poseemos, seamos nobles y benévolos con nosotros mismos, entendamos que siempre va a haber más; los cambios continúan. La vida existe más allá de lo que conocemos como vida humana, o de lo que nos podemos imaginar, y a esos estados de vida también tenemos derecho. Es saludable, pero no hay necesidad de tratar de dilucidar nada que vaya más allá de lo que actualmente nuestra imaginación tiene la capacidad de comprender. Lo importante es disfrutar y celebrar este precioso momento, y saber que es suficiente, que somos suficientes y que hay mucho más.

Todas las posibilidades y probabilidades están a nuestra disposición, ya se han dado, incluyendo la magia que poseemos cuando nos permitimos recibir cualquier beneficio de salud que deseamos en el tiempo y en el espacio, y en el no tiempo y el no espacio. Elijamos y permitámonos nuestra cicatrización, la ayuda y las técnicas más apropiadas para esa cicatrización. Ya todo se nos ha dado, es un regalo de mi Dios-Diosa, sin condiciones. En la realidad no tenemos que hacer ningún esfuerzo para conseguir ese mayor bienestar, solo permitírnoslo. Todo está aquí, en este momento, dentro de nuestros posibles estados de conciencia; no tengo que ganármelo, no tengo que conquistarlo, solo llegar a serlo, la realidad divina ya nos lo ha dado, disfrutémoslo. Vivamos y amemos la vida. Hagámoslo en cada momento de nuestra existencia que es para siempre.

El no esfuerzo, la humildad y el entregar mis resistencias para permitirme el bienestar o salud que deseamos, ya nos fue dado. Despertar a ello, quizás sea también otra forma de poder elegir aquella realidad de mejor salud que todos deseamos.

Sigamos soñando más alto. Aun dentro de lo limitado que puede ser nuestra realidad humana, podemos continuar nuestra cicatrización explorando y viviendo la realidad de nuestros sueños, dentro de un nivel de conciencia más acorde con nuestra divina realidad. Como lo dije anteriormente, nuestro cerebro no hace diferencia entre lo que es realidad y lo que son los sueños; en otras palabras, tenemos la potencialidad de cocrear realidades o sueños más confortables y reales. Si hacemos una pausa y reflexionamos en la potencialidad que tenemos para crear mejores y más reales sueños, nos damos cuenta de que son solo el deseo y la capacidad de decisión los que nos separan de una mejor salud y de una mejor realidad de bienestar.

A medida que soñamos realidades más saludables y confortables, nuestra atención y nuestra intención, automáticamente, van a dirigirse más y más hacia aquellas realidades de salud que conscientemente deseamos y anhelamos. Recordemos que el futuro va a ser más fácil y vamos a ser testigos de más curaciones espontáneas basadas, primordialmente, en una decisión genuina, propia y profunda, para cicatrizarnos.

Todas las técnicas de cicatrización están disponibles.
Independientemente de la técnica, el éxito de la
cicatrización siempre es posible y probable.
Vivamos la cicatrización y ella espontáneamente
se nos va a manifestar.

La vida tiene infinidad de destinos. Parte del secreto se
revela en la calidad de nuestro viaje por la eternidad.
No es llegar primero, no es correr más: es saber llegar.
Dios conoce nuestro nombre, Él ya nos bendijo.
Dios nos acepta, nos aprecia y nos da gracias
por ser como somos.

VIII
REFLEXIONES QUE NOS INVITAN A MEDITAR

Cada experiencia trae consigo una posibilidad de nuevo significado a nuestra existencia.

Somos la universalidad, somos únicos, somos especiales, somos la totalidad, somos amor enmascarado.

Somos viajeros en la inmortalidad y en el infinito. Viajamos en el espacio y en el tiempo, creamos ese tiempo y ese espacio en cualquier momento y en cualquier lugar.

Más allá de nuestro tiempo y de nuestro espacio, hay otros lugares y otros tiempos no imaginables, para nosotros descubrir y disfrutar.

Nuestro ser es cada día más real y continuamente está a nuestra disposición. Dentro de nuestra disposición podemos cocrear, en otras palabras, podemos correalizar, encontrar y hacer real o manifestar nuestro deseo y voluntad.

Cuando reflexionamos, en nuestro ser, nos damos cuenta de la verdad, de que es todo posible y que nunca se termina.

En este momento, no solo experimentamos, sino también caemos en la cuenta de nuestra capacidad de ser semejantes a nuestro creador.

Aunque nuestro creador va más allá y siempre es la guía, nosotros formamos parte de esa guía, vamos más allá, nunca terminamos, siempre seguimos sus pasos donde encontramos lo sagrado, y veneramos la existencia de nuestra vida como parte de la existencia de nuestro creador.

Soñamos en todo momento y somos más reales cuando nos damos cuenta de lo que estamos soñando.

El soñar es eterno e infinito, somos parte del sueño de nuestro cocreador.

Vivimos en la dualidad, vamos por un sendero y a nuestro lado existen todas las posibilidades.

Nuestra capacidad para crear es la misma de toda la creación, y al manifestar nuestros sueños, vívidamente, vivimos la magia de la creación.

Si miramos a cualquier parte de la creación y experimentamos su magia y milagro, sentimos más gratitud en el poder, en la gracia de ser humanos y en el regalo de la libertad, incluyendo la libertad de ser humanos.

En todo momento buscamos paradigmas más humanos, más libres y en esa búsqueda cicatrizamos.

La paradoja de cicatrizar o de buscar paradigmas más placenteros nos enseña y nos da la oportunidad de encontrar lo suficiente del momento y del lugar.

En la toma de conciencia del poder de lo suficiente, que está intrínsecamente ligado a la vivencia, los puentes del infinito se manifiestan.

Cuando nos separamos, dejamos de estar en contacto con nuestro ser, y vivimos la máscara de la ilusión, la destrucción y la enfermedad.

La ilusión del paradigma de la enfermedad es fruto de la separación de la totalidad que nuestro ser representa.

La separación de nuestro ser y, por consiguiente, la pérdida de nuestra capacidad para cocrear, puede ser recuperada en el mismo instante de la separación.

Los sentidos nos engañan y nos fragmentan, la intuición nos ayuda a completar y a vivir la realidad.

Metafóricamente, el agua nos disuelve, el fuego nos transforma, la tierra nos nutre, el aire nos mueve, pero depende de nosotros el significado de la disolución, de la transformación, de la nutrición y del movimiento.

Si nos lo permitimos, el agua, el fuego, la tierra y el aire pueden ayudarnos a encontrar mejores senderos durante nuestro proceso de transformación.

Tenemos la capacidad para hacer del cielo el infierno y del infierno el cielo, es un regalo de mi Dios y de mi Diosa.

El ayer dejó de existir, el mañana está por venir, la realidad está aquí y ahora.

Nuestro estado de conciencia crea la realidad, crea el momento y el pasado. El futuro puede ser un momento semejante al momento presente, a menos que decidamos diferente.

Podemos hacer un presente del futuro, podemos hacer un presente del pasado, por consiguiente, está a nuestra disposición hacer un presente más real y más saludable.

Los reinos de la naturaleza están a nuestra disposición en nuestro proceso de autorrealización. Entre mejor sea nuestra relación con ellos, mejor es nuestra realidad.

Los elementos de la naturaleza siempre están a nuestra disposición durante el proceso de nuestra autorrealización. Entre mejor sea nuestra relación con ellos, mejor es nuestra realidad.

Nuestra relación con los reinos de la naturaleza y con los elementos de la naturaleza empieza y termina dentro de nosotros mismos.

La esencia de lo que verdaderamente somos es para siempre, es indestructible, somos imagen de Dios.

Tenemos a nuestra disposición el tiempo y el espacio para más libremente manifestar nuestros deseos.

Somos luz, somos un arco iris, y en cada uno de los colores encontramos más salud; vivamos los colores. También somos los manjares, también somos las fragancias, también somos las exquisitas sensaciones y las celestiales melodías.

Las sensaciones que recibimos a través de nuestros sentidos son diferentes expresiones del campo electromagnético que podemos recibir y experimentar.

Las sensaciones que recibimos a través de los sentidos, en el cerebro se convierten en símbolos, y la interpretación de esos símbolos forma parte de lo que llamamos «nuestra realidad».

En la profundidad de nuestro estado de mente y de conciencia escribimos nuestro destino.

Nuestro destino siempre lo hemos creado y continuamos creándolo. A un nivel profundo de nuestro destino, escribimos los paradigmas de mayor salud, bienestar, gozo y éxito.

Dentro de nuestro proceso de cocrear mejor salud, siempre podemos tomar responsabilidad, aceptar, perdonar y cocrear mejores estados de salud.

Reflexionemos sobre nuestro ser, encontremos la verdad de nuestro destino, sintámonos lo suficiente y cocreemos uno más liviano.

Somos niños, somos padres, somos adolescentes, somos adultos, y mucho más, pero al final de cuentas, somos nosotros mismos manifestándonos en diferentes formas.

Nuestro niño, nuestro adolescente, nuestro adulto, nuestro padre, nuestra madre, viajarán en el tiempo y en el espacio con nosotros, dependiendo de nuestra voluntad, pero su representación siempre puede ser más acorde con la realidad que soñamos; en otras palabras, está a nuestra disposición hacerla más apropiada para las profundas aspiraciones de nuestro ser.

Nuestra atención y nuestra intención siempre han estado y van a estar a nuestra disposición. Con nuestra atención y con nuestra intención hacia aquello que deseamos podemos crear nuestros destinos.

En el lenguaje moderno, la atención y la intención se traducen a lo que conocemos como energía e información. La energía de nuestros deseos y la forma que le damos a esa energía crean nuestro destino.

Aunque somos niños, adolecentes, padres, hijos, siempre podemos ser diferentes, y al hacer nuestros personajes diferentes, nosotros nos hacemos diferentes.

Nuestra realidad continuamente se refleja en lo que somos, y la reflexión de lo que somos continuamente se refleja en la realidad. Somos un holograma.

Somos la reflexión, alrededor de nosotros existen imágenes de gratitud, reverencia, humildad, abundancia, libertad, bondad, entusiasmo, amor, y muchas otras más. Igualmente, nosotros reflejamos alrededor nuestro la realidad que somos.

Vivamos o hagamos conscientes las reflexiones más reales de nuestra existencia, vivamos las reflexiones que nos hacen más saludables.

Todas las posibilidades de salud están a nuestra disposición, pero nadie más que nosotros mismos puede tomar esa decisión.

La lástima, principalmente nuestra autolástima, es incompatible con nuestra decisión de cicatrizar. Nuestra autoaceptación es primordial en ese momento.

Si no disfruto este instante, el resultado es un instante incómodo y doloroso, en lugar de uno bello y maravilloso.

Nuestra imaginación está a nuestra disposición, es un instrumento que podemos utilizar para atormentarnos o desesperarnos, en lugar de crear paz, armonía, seguridad y felicidad.

En el pasado, hemos creado nuestra realidad preferentemente basada en lo que subconsciente o inconscientemente éramos. En los presentes momentos, nuestra realidad la podemos hacer más acorde a nuestra toma de conciencia. En otras palabras, es indispensable tomar más responsabilidad.

Hemos utilizado el proceso científico para medir, probar y predecir la realidad, sin darnos cuenta de que lo inconsciente, lo subconsciente y parcialmente consciente de nuestro ser, ya había tomado la decisión de la conclusión final del estudio científico por realizar.

Dentro de nuestro presente modelo científico, nosotros tenemos la capacidad de asociar cualquier resultado del estudio a lo que consideramos infierno o a lo que consideramos cielo. Este resultado final de la investigación, preferentemente va a depender de nuestra decisión de cuál va a ser el resultado final.

Es tiempo para que finalmente aceptemos que no somos observadores de la realidad, sino que somos participantes, y en el mismo instante en que participamos creamos la realidad.

Nuestro presente modelo científico es simplemente un modelo entre los infinitos modelos que tenemos para medir y, por consiguiente, experimentar la realidad. Por qué no escoger uno mejor y más libre.

Si expandimos nuestros instrumentos con los cuales experimentamos o medimos la realidad, podemos tener a nuestra disposición infinidad de realidades más acordes con nuestra esencia de ser libres, abundantes y sagrados.

Cada vez que expandimos más nuestros instrumentos con los cuales medimos nuestra realidad, podemos darnos cuenta de nuestra capacidad para autocrearnos como siempre lo hemos hecho desde el principio de la eternidad.

Siempre recordemos que los instrumentos con los cuales medimos nuestra realidad están dentro de nosotros. Nuestros sentidos, deseos, creencias, actitudes, decisiones, voluntad, capacidad para disfrutar, y muchas otras cosas más, forman parte de esos instrumentos.

En la manera en que más limpiemos nuestra percepción, y más expandamos nuestra imaginación, más podremos purificar los instrumentos con los cuales medimos nuestra realidad que, paradójicamente, van a ser los mismos instrumentos que nos ayuden a purificar nuestro ser.

Somos uno con la realidad y en el momento en que queremos entender nuestra realidad a través de los instrumentos de que disponemos para medirla, estamos experimentando y creando una nueva manera de ser.

Automáticamente atraemos lo que somos. Una realidad medida con la percepción de abundancia y alegría, nos conduce a atraer más realidades con exquisita abundancia y alegría.

El hecho de que no lo hayamos conseguido, no significa que no lo podamos alcanzar.

Todo siempre ha estado a mi disposición y no más lejos de lo que puedo alcanzar con mis manos.

Una de mis primeras prioridades es la de deshipnotizarme de la mentira.

La mentira encierra toda la abundancia de negatividad, de creencias y actitudes que ya están caducas. En el momento que dejo de ser, abro las posibilidades para otras realidades más deseables.

La diferencia de todas las formas de realidad que constantemente nos estamos imaginando, está en la calidad de lo que nos imaginamos.

Nuestra imaginación siempre está a nuestra disposición para crear algo mejor, es un regalo de mi Dios-Diosa.

Somos imagen de nuestro creador, somos la imaginación de nuestro creador, siempre podemos imaginar más, siempre nuestra imaginación está a nuestra disposición.

Somos luz que permanentemente se proyecta en nosotros. Permitamos que esa luz, al pasar a través de nosotros, proyecte en la pantalla de nuestra vida una realidad más saludable.

Solamente con expandir nuestras creencias podemos conquistar aquello que creemos que no es posible.

Cualquier pedazo de nuestro diálogo interno que repitamos constituye un estorbo para nuestra creatividad.

No hay razón para seguir viviendo lo negativo. En Dios todas las posibilidades existen y una mejor decisión depende de nosotros para vivir nuestro sueño. Soñemos lo mejor.

Mi éxito o mi fracaso puede ser vuestro éxito o vuestro fracaso, lo importante es que tomemos más conciencia de que dentro del éxito o del fracaso siempre podemos encontrar más éxito.

Nuestra satisfacción personal siempre está a nuestra disposición, no importa dónde nos encontremos en nuestra experiencia a través del infinito.

En el momento en que empezamos a darnos cuenta de que nosotros somos los únicos creadores de nuestra realidad, nuestro miedo existencial empieza a desvanecerse ante la luz de nuestra eterna divinidad.

Aunque las formas de cicatrización contemporáneas las vemos como limitadas, la verdad es que las técnicas de que podemos disponer son tan infinitas como nuestra imaginación, y siempre están impregnadas por la única verdad del amor incondicional por algo mejor.

Perdemos nuestras limitaciones cuando nuestra decisión nos permite identificarnos con la totalidad, y en ese momento, somos uno con nuestra divinidad.

En nuestro proceso de cicatrización estamos contribuyendo a la cicatrización de nuestros universos, y en ese momento, el universo nos ofrece mejores oportunidades para continuar la búsqueda de un mayor bienestar.

IX
AUTOAFIRMACIONES

Entre más profundo busco dentro de mi ser,
más puedo darme cuenta de quién soy.

—Soy la totalidad, cada día me acepto más y más.

—Soy seguro, soy estable, soy flexible y mi realidad es firme.

—Mi sentido de estabilidad yace dentro del núcleo de mi ser.

—Mis opiniones, mis acciones y mi realidad están llegando a ser más claras y fuertes.

—Estoy llegando a ser más de lo que realmente soy y menos de lo que realmente fui.

—La lógica de mi presente pertenece más y más a la lógica de mi futuro.

—Mi abundancia y mi amor están todavía por ser reclamadas.

—Mi gozo nutre más mi alma y mi espíritu.

—Mi sentido de celebración, mi sentido de ser agradable y mi sentido del humor son cada día más y más reales.

—Yo bebo de la copa de la vida, de la copa del amor, de la copa del humor y de la copa de la gratitud.

—Mis pasadas, mis presentes y mis futuras realidades siempre estarán dentro de mi ser y siempre serán mis referencias para escoger aquella realidad a la que yo le quiera poner más atención.

—Estoy aprendiendo más y más acerca de mí y de lo que represento cuando soy más consciente de mis deseos, mis decisiones, pero también de mi voluntad y mi amor.

—Cada día soy más grato del cariño que mi Dios-Diosa brinda a mi realidad y a todas las posibilidades de mi existencia.

—Mi confianza en Dios-Diosa suministra más libertad a mi ser.

—Yo siento y experimento más salud cuando soy más consciente de mis experiencias. Cuando soy más consciente de mis experiencias, más libre soy.

—Entre más profundo voy dentro de mí, más cerca está mi cicatrización.

—Yo soy el que cicatriza, yo soy el proceso de cicatrización, yo soy la cicatrización que deseo.

—El cambio se sucede en un instante y es en el ahora cuando solo puedo realizar el cambio. Todo cambio y manifestación que experimento, primero son concebidos en el no tiempo y no espacio, en la realidad no local.

—Yo me doy cuenta más y más de la armonía del universo, y también me doy cuenta de que yo soy el universo.

—Dentro de mi desorden existe el cambio y el orden que estoy buscando.

—Estoy aprendiendo a ser más bueno y cariñoso, a la vez que soy más suave con las oportunidades que yo escojo para crecer.

—Yo entiendo más el amor y también soy más capaz de vivir el amor. Soy amor, soy amado y estoy amando.

—Cuando regreso a mi pasado y encuentro el humor de mis experiencias, encuentro también el amor y la cicatrización que siempre han estado en mí.

—Yo amo los siete colores de la luz con todos sus tonos, y dejo que ellos permeen mi presente y mi futuro ser.

—Todos los elementos de la creación están a mi disposición durante mi sagrado y libre proceso de cicatrización.

—Mi expresión y mi elegancia están llegando a ser más claras, resplandecientes y brillantes.

—La abundancia y la afluencia en mi vida se están haciendo más reales.

—Mi verdad y mi confianza son más profundas y más reales con la ayuda de mi intuición.

—Yo soy como la creación, eterno y parte de todas las posibilidades.

—Lo sagrado, la libertad y lo maravilloso no están tan lejos de lo que hay dentro de mi ser.

—Lo divino está continuamente guiando mi cuerpo etéreo, al igual que mis otros cuerpos.

—Dentro de la resonancia de mi amor, mi gozo y mi éxito, que aún no he reclamado, se descubre la realidad de mi futuro.

—Yo soy más generoso y justo cuando permito que mi divino espejo revele mi futuro.

—Yo estoy aprendiendo a estar más en contacto con mi realidad interior que es mi verdadera realidad.

—Mis sueños de esta noche serán más gozosos, reveladores y cicatrizantes, y mañana yo estaré más agradecido.

—Un día no diferenciaré entre los sueños del día y los sueños de la noche, y conscientemente viviré una continuidad de sueños.

—Yo aprendo de mi realidad, que en este momento estoy creando o permitiendo.

—Todas mis realidades son creadas o permitidas, no hay otra opción.

—Dentro de los elementos yo encuentro mi luz, mi solidez, mi fluidez y mi transformación.

—Yo siento más y más que la evolución de mi conciencia es para siempre, a menos que yo decida lo contrario.

—Los órganos de mi cuerpo están constantemente comunicándose entre ellos mismos y, al mismo tiempo, están escuchando lo que creo que soy.

—Si yo le pongo más atención a las reflexiones de mi vida, soy capaz de entender más el holograma de mi realidad.

—Yo estoy más consciente de que lo imposible es solamente otra posibilidad.

—Cuando amplío mis creencias, entiendo el misterio de aquello que en un tiempo fue una imposibilidad.

—Mis conscientes afirmaciones van más profundo que el condicionamiento de mi subconsciente, y dentro de las vastas posibilidades de mi inconsciente.

—Mis relaciones con la realidad pueden ser tanto más cercanas o lejanas como mis anhelos o mis deseos.

—Entre más cercanas mis relaciones con la realidad, más significativo es el mensaje que puedo oír y puedo transmitir.

—Nosotros decidimos las relaciones humanas en nuestras vidas, ahora solo necesito escucharlas y mejorarlas.

—El color verde me ayuda a cicatrizar, el color azul expande mis horizontes, el color rojo me da más seguridad, el color naranja me ayuda a sentirme más feliz y los otros colores también me ayudan más a cicatrizar.

—Yo me alimento, me nutro y me veo diferente, no hay limitaciones.

—Cuando miro mis sueños, mi pasado y mi futuro, me doy cuenta de que todo está aquí y ahora.

—Dentro de mi silencio, yo encuentro un sagrado entendimiento, al igual que una fragante y deliciosa presencia divina dentro de mi ser.

—Dentro del espacio de mis pensamientos, todo es posible, sagrado y para siempre.

—Con mi compasión yo veo lo horrible, lo estúpido, pero también la inocencia y la humildad de mi condicionamiento pasado.

—Yo siempre puedo encontrar en alguien la reflexión de una parte de mi propio ser.

—Yo pongo atención a las reflexiones de mi propio ser, especialmente a las que considero más importantes. En esa reflexión también puedo ver las partes más brillantes y sabias de mi ser.

—Es saludable reflexionar, expandir y estar más consciente de mis reflexiones.

—Los lentes dentro de mi ser están expandiéndose y la concepción de mi mundo se hace cada vez más fácil.

—Yo soy el que siempre mido mi autoestima, mi autoconfianza y toda mi autoapreciación. Estoy aprendiendo a ser más generoso.

—Mis pesares, mi miedo, mi lástima, mi rabia y otras emociones negativas son verdaderas oportunidades para mi crecimiento. En ellos puedo rebotar hacia niveles más altos de evolución.

—Más allá de las neblinas y velos de mi vergüenza, hay una brillante luz y determinación dentro de mi ser.

—Entre más alta sea la montaña, más bella es la vista panorámica que puedo apreciar.

—No puedo escuchar por el ruido de mi desesperación y las distorsiones de mi ser, pero más allá hay un silencio donde yo tengo la libertad para crear.

—Si yo pongo atención a mi ser, puedo estar más cerca del entendimiento, del gozo y de la gratitud de vivir.

—Cuando no me siento agradecido existe algo dentro de mi ser que necesita ser reemplazado por la gratitud.

—Yo puedo perder muchas cosas, pero cuando la sabiduría está bien establecida dentro de mi ser, yo encuentro que no he perdido nada, y en su lugar he abierto un espacio para más.

—Anoche soñé; cuando desperté recordé algunos de mis sueños y cuando resoñé mis sueños, fui capaz de cambiarlos de acuerdo a mi voluntad.

—Si yo dejo sentir lo cálido del sol, la suavidad de la brisa, la solidez de la tierra y la fluidez del agua, nutro mi ser.

—En la abundancia de mis pensamientos y mis emociones también encuentro la abundancia de mi ser.

—Qué glorioso momento cuando me doy cuenta de que yo puedo escoger mis pensamientos y mis emociones.

—Dentro de mi serenidad puedo escuchar con más claridad a los dioses y a las diosas en la universalidad.

—La claridad de la comunicación con mi Dios-Diosa va más allá de los ruidos e inconformidades de mi ser.

—Aquel ser supremo que me ama está continuamente mostrándome en una manera sutil y brillante la travesía hacia la claridad.

—Cuando medito, en mis partículas subatómicas y los cuerpos celestiales del universo no encuentro ninguna diferencia.

—En el microcosmos de mi realidad encuentro las realidades de mi macrocosmos, y el opuesto es válido.

—Yo aprendí que para crear tengo que probar y experimentar, pero olvidé que yo soy el creador y único participante de mi realidad.

—Yo siempre respeto la racionalidad y la irracionalidad de mi realidad, pero la verdad es que es mi propia lógica la que dicta mi realidad.

∽✺∾

—Cuando yo pongo atención a las cosas más pequeñas de mi vida, me doy cuenta de cuán grandes son ellas.

∽✺∾

—Mi padre y mi madre, al igual que mi pasado, siempre forman parte de mi ser y de mí depende hacerlos más reales, mejores y confortables.

∽✺∾

—En mi mente se pasean más de setenta mil pensamientos al día y la lógica, la asociación, la secuencia y el significado de esos pensamientos dependen de mí.

∽✺∾

—La calidad de mis autoafirmaciones dependen de mi capacidad para escucharlas, para cambiarlas y autoafirmarlas. Siempre pueden ser diferentes.

∽✺∾

—El perdón siempre es posible, soy inocente, soy vulnerable pero siempre más capaz de entenderme a mí mismo.

∽✺∾

—En mi entendimiento existe una nueva vida, lo feo y lo horrible dentro de mí es solamente así porque yo le he permitido mi autoentendimiento.

—Cuando estoy contento, mi universo está contento y nos permitimos la felicidad.

—Yo estoy contento de tu felicidad y tú estás contento de mi felicidad, permitámonos la felicidad.

—Mi vergüenza cubre mi felicidad, pero la vergüenza es muy superficial, celebremos.

—Yo siempre puedo ser agradecido, solo necesito mirar un poco más de cerca mi realidad.

—La gratitud es una parte de nosotros, no necesitamos ir a ningún lado para encontrarla.

—La gratitud es un regalo incondicional de Dios-Diosa; es un regalo sin demandas.

—Dentro de mí hay cicatrización, siento la cicatrización, vivo la cicatrización.

—Aunque siempre hay más, puedo ser suficiente, aun sabiendo que existen más posibilidades.

—Mi realidad como humano, como parte de la sociedad, como parte de la humanidad y como seres espirituales está llegando a ser más parte de aquello que verdaderamente somos y podemos llegar a ser.

—Mi metamorfosis está aquí y a mi disposición, vivámosla.

—Independientemente de las circunstancias, de mi tiempo y de mi espacio, yo estoy más saludable.

—Tengo el privilegio de ser lo que soy y lo que quiero ser.

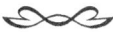

—La voluntad de mi Dios está a mi disposición. Él siempre quiere lo mejor. Liberemos esa voluntad de mi Dios al universo.

—Mi propósito está enfocado en hacer de cada una de mis experiencias una más cómoda, confortable y segura.

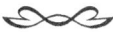

—Dios ya hizo todas las decisiones que me conducen a una mejor salud. Es mi decisión el aceptarlas.

—Entre más abro los senderos de mi entendimiento, más permito que mi imaginación me entregue realidades realmente más beneficiosas.

—Lo que representan mis cuerpos, incluyendo el físico, son una reflexión de mi estado de ser. Este siempre está a mi disposición, por consiguiente, todo es posible en cada uno de mis cuerpos.

—Mi mente está dentro y fuera de mi cuerpo, está en todo lugar y tiempo.

—Mi mente y mi respiración se sincronizan. Al contemplar más mi respiración, más puedo estar a cargo de mi mente.

—Yo soy el que cocrea la experiencia, ella siempre se termina, pero yo soy eterno.

—En mi futuro siempre voy a encontrar algo más puro, libre, sagrado, abundante, sublime y lo deliciosamente no imaginable.

—Mi estado de ser refleja instantáneamente mis experiencias y mis procesos que cocrean esas experiencias.

—Mi meditación me ayuda a crear más silencio en mi ser y allí puedo permitirme mejores realidades.

—Dentro de mis estorbos, para un mejor futuro existen dificultades de ser, que siempre encierran tesoros a los cuales puedo recurrir para encontrar más posibilidades de triunfo.

—Hoy voy a escuchar la pureza del silencio y mis sueños lo van a reflejar.

—Me nutro con lo que mi cuerpo recibe, pero también me nutro a través de los pensamientos, emociones y la divinidad que me permito recibir.

—Mi ser brilla más y más cuando más dejo pasar a través de él la luz eterna que contiene todo lo posible de la divinidad.

—Puedo hacer de mi vida un encanto.

Ahora es tu turno, crea tu propia autoafirmación.

X
REFERENCIAS

uestras mejores referencias siempre están dentro de nosotros. Nuestra realidad es una reflexión de lo que somos, y nosotros reflejamos nuestra realidad.

Recomiendo algunos libros y autores, cuyos trabajos han sido de mucha ayuda durante mi continua travesía en la eternidad.

También van a encontrar similitudes con sus conocimientos en este, mi libro. El conocimiento es universal.

A continuación, van a encontrar información que posiblemente los va a ayudar a reforzar y a encontrar nuevas formas de entender y vivir nuestra realidad:

Libros que te pueden ayudar:

Benson, Herbert & Proctor, William (1985). *Beyond the Relaxation Response: How to Harness the Healing Power of your Personal Beliefs.* Nueva York, EE.UU.: Berkley Books.

Bloomfield, Harold & Goldberg, Philip (2001). *Making Peace with your Past: The Six Essential Steps to Enjoying a Great Future.* Nueva York, EE.UU.: Quill.

Borynsenko, Joan (1987). *Minding the Body, Mending the Mind.* EE.UU.: Bantam Books.

Borysenko, Joan & Borysenko, Miroslav (2001). *The Power of the Mind to Heal*. EE.UU.: Hay House.

Capra, Fritjof (2010). *The Tao of Physics 35th Anniversary Edition*. EE:UU.: Shambhala Publications.

Carlson, Richard & Shield, Benjamin (1989). *Healers on Healing*. Los Ángeles, California, EE.UU.: J.P. Tarcher.

Cayce, Edgar (2010). *The Power of your Mind*. EE.UU.: A.R.E. Press.

Cheek, David B. (1994). *Hypnosis: the Application of Ideomotor Techniques*. Boston, EE.UU.: Allyn and Bacon.

Chopra, Deepak (1990). *Quantum Healing: Exploring the Frontiers of Mind/Body Medicine*. EE.UU.: Bantam Books.

Cousins, Norman (2005). *Anatomy of an Illness as Perceived by the Patient*. EE.UU.: W. W. Norton.

De Mello, Anthony (1990). *Awareness: The Perils and Opportunities of Reality*. EE.UU.: Doubleday.

Dyer, Wayne (2007). *Change your Thoughts, Change your Life*. EE.UU.: Hay House.

Hay, Louise (2004). *You Can Heal your Life*. EE.UU.: Hay House.

Joy, W. Brugh (1990). *Avalanche: Heretical Reflections on the Dark and the Light*. Nueva York, EE.UU.: Ballantine Books.

Lad, Vasant (1985). *Ayurveda: the Science of Self-Healing*. Santa Fe, Nuevo México, EE.UU.: Lotus Press.

Lazaris (1987). *The Sacred Journey: You and your Higher Self*. EE. UU.: NPN Publishing, Inc.

Myss, Carolyn & Shealy, C. Norman (1993). *The Creation of Health.* Nueva York, EE.UU.: Three Rivers Press.

Siegel, Bernie (1998). *Love, Medicine and Miracles.* Nueva York, EE.UU.: Harper Perennial.

Shealy, C. Norman (2006). *Life Beyond 100: Secrets of the Fountain of Youth.* Nueva York, EE.UU.: Penguin Group.

Simon, David (1999). *Return to Wholeness.* Nueva York, EE.UU.: John Wiley & Sons.

Simonton, O. Carl & Matthews-Simonton, Stephanie (1992). *Getting Well Again.* EE.UU.: Bantam Books.

Verny, Thomas & Kelly, John (1988). *The Secret Life of the Unborn Child.* Nueva York, EE.UU.: Dell Publishing.

Warrier, Gopi & Gunawant, Deepika (1997). *The Complete Illustrated Guide to Ayurveda: The Ancient Indian Healing Tradition.* EE.UU.: Element.

Weiss, Brian L. (1998). *Many Lives, Many Masters.* Nueva York, EE.UU.: Fireside Book.

Enlaces que te pueden ayudar:

A Course in Miracles: http://acim.org

Benson, Herbert: http://www.relaxationresponse.org/

Bloomfield, Harold: http://www.haroldbloomfield.com/

Borysenko, Joan: www.joanborysenko.com

Capra, Fritjof: www.fritjofcapra.net

Carlson, Richard: http://www.dontsweat.com/richardcarlson

Cayce, Edgar: www.edgarcayce.org

Cheek, David: http://www.durbinhypnosis.com/cheek,lecorn.htm

Chopra, Deepak: www.deepakchopra.com

Concept Synergy: www.lazaris.com

Cousins, Norman: http://www.harvardsquarelibrary.org/unitarians/cousins.html

De Mello, Anthony: www.demellospirituality.com

Dyer, Wayne: www.waynedyer.com

Hay, Louise: www.louisehay.com

Joy, W. Brugh: www.brughjoy.com

Lad, Vasant: http://www.ayurveda.com

Myss, Carolyn: www.myss.com

Shealy, Norman: www. healthselfsysytems.com

Siegel, Bernie: http://berniesiegelmd.com

Simon, David: http://returntowholeness.com/

Simonton, Carl: www.simontoncenter.com

Verny, Thomas: www.trvernymd.com

Weiss, Brian: http://www.brianweiss.com/

ÍNDICE

www.ingramcontent.com/pod-product-compliance
Lightning Source LLC
Chambersburg PA
CBHW021943170526
45157CB00003B/911